JN003817

“あるがまま”で生きていく

人生が変わる森田療法

角本壽昭

幻冬舎ルネッサンス新書
209

〝あるがまま〟で生きていく　人生が変わる森田療法

目次

第一編、神経症の時代

DTP 落合雅之
編集協力 青龍堂

第一編、神経症の時代

（我執の病理、赤面にとらわれ、小我の世界に苦しむ）

一、応募した二つの理由

私は、現在、九十歳を過ぎていますが、今尚、薬一つ飲まず、病気知らずで、元気に生活をしています。それには色々な理由が考えられますが、一つには我が国独自の精神療法である森田療法により、正しい心の在り方を身に付けたことが大きく影響しているものと信じています。昔から我が国では「健全な肉体には健全な精神が宿る」とか言われていますが、その逆も又言えると思います。特に今日の如くストレスの充満している社会では、むしろ健全な精神なくして健全な肉体の健康はあり得ないと思います。我が国独自の画期的な精神療法である森田療法については後で詳しく述べることにします。

人の精神の身体に及ぼす影響も極めて大きいと思います。これもすぐ後で一項目設け事例を挙げて詳しく述べてみたいと思います。心の正しい在り方、無為自然の世界を教えるのが森田療法です。「あるがまま」の世界を教えるのが森田療法なのです。

これ程、心の安泰を齎《もたら》すものは他にはありません。この素晴らしい精神療法は平成十九年八月二十三日から二十五日までの三日間、壮大な自然に囲まれたカナダ、バンクーバーで第六回国際森田療法学会が、日本、カナダ、ロシア、中国、アメリカ、イギリス、オーストラリアの七カ国から総勢百十四名の参加者を得て、学会会場であるブリティッシュコロンビア大学で行われました。今回の最大の特徴は、何と言っても本学会が「西欧圏」で初めて開催されたことです。つまり、このことは、東洋で生まれた森田療法が、世界に確実に浸透していることを意味していると言えようと、東京慈恵会医科大学の樋之口潤一郎先生は本学会誌の印象記でそう述べておられます。平成二十二年三月にはオーストラリアのメルボルン市で第七回国際森田療法学会が、つづいてロシアのモスコーで開催が予定されているように、今や、世界的にも大きな拡がりを見せつつあります。しかし、その反面、我が国に、こんな立派な精神療法がありながら、国内では意外に広く知れ渡っていないのが現状で、このことは極めて残念なことです。

この療法で見事に立ち直った私の精神上の遍歴を赤裸々に記述して、少しでも、この有益な精神療法が世の中に拡まって欲しいと言う強い願いが応募理由の一つで、もう一つの理由は、これも後で詳しく述べますが私自身、若い時から赤面にとらわれ、赤面恐怖症という厄介な神経症、一般にはノイローゼと言われる心の病に長い間苦しみます。それによって失ったエネルギーは大変なものです。我が国初の開高健賞正賞の受賞作品『神経症の時代――わが内なる森田正馬《まさたけ》』の本をお書きになった現、拓殖大学学長の渡辺利夫先生は、その著作の中で「我が国民はすべてノイローゼの時代に陥りつつある」と、おっしゃっておられます。我が国ではストレスが蔓延して極めて住みにくい世の中になっており、年間の自殺者が十年余り連続して三万人を超えるという現状、これは一日当たりに換算すると何と百名近くの人が尊い命を失うわけで文化国家にしては極めて恥ずかしく痛ましい世の中になっています。特に悩める若い人たちが、正しい心の在り方に少しでも早く目覚め、私の二の舞を演じることなく秘めたるエネルギーを自分の為にも又、社会の為にも建設的な面に注いで欲しいという強い願いが応募理由の二つ目で、私の心に強くこびりついて離れません。以上、私がこの作品を世に出そうとした所以《ゆえん》です。

二、精神の身体に及ぼす影響の大きさに就いて

文字の示す通り病気とは気を病むと書きます。その通り、気、即ち精神の、心の肉体に及ぼす影響は極めて大きいと思います。

事例一、私は少し前、臨床心理士の受験資格取得の為、放送大学大学院の臨床心理プログラムコースに三年余り在籍していました。その時、履修した一つの科目に西川泰夫教授の「認知行動科学」――心と行動の統合科学をめざして――の単位を取得しました。その印刷教材には、サルを使っての実験結果ですが、精神的重圧によって頑丈な金属が金属疲労によって破壊されてしまうように「心的疲労」によって十二腸に穴を開け、そして死を招いたと記述されています。心の葛藤が十二指腸に穴をあけるという物理的障害が生じたというのです。動物実験ですが、心の、精神の身体に及ぼす影響がいかに大きいかを示す一つの事例だと思います。

事例二、大阪市内にあるメンタルヘルス岡本記念財団の会長、岡本常男先生は現在、

広く内外で森田療法の普及に献身的なご活躍をなさっておられます。その先生のお書きになった『私は森田療法に救われた』の中で、先生自身、現役時代、詳しくはスーパー・ニチイ、現在の株式会社マイカルの副社長時、度重なる過労、ストレスにより食物がのどを通らなくなるという、いわゆる胃神経症に陥り一年足らずの中に四十五キログラムあった体重が三十六キログラムと、九キログラムも減少し、命を失う寸前の状態に陥ったとお書きになっておられます。これも精神の、心の在り方が身体に及ぼす影響が、いかに大きいかを如実に物語る事例の一つだと思います。

　事例三、先の一、のところで述べました現、拓殖大学学長の渡辺利夫先生、ご専門は東アジア経済に詳しい経済学者ですが、森田療法にも極めてご造詣が深く森田療法の創始者、森田正馬先生を心の師と仰ぐお一人で、その点では私も同じですが、近著『人間ドックが「病気」を生む』の著作の中で、先生は五十代の働きざかりの一時期、抑うつに陥り身動きもできない状態になり、どんよりと重い鉛の塊を飲み込んだような重苦しさが胃腹部に居座り、食欲が少しも湧かなくなり、六十五キロあった体重が一か月ほどの間に十キロも減ってしまったと、事例二、で挙げた岡本常男先生と同じく胃神経症に陥ったわけです。その苦しみの最中、森田正馬先生の著作に出会い、読む度に元気を貰い「何度も生きる勇気を与えられた」と生活の発見会編『現代に生きる森田正馬のことば』の序文として「不安な時代をどう生きるか――よみがえる森田正馬」を寄稿され、その二十九ページでそうお述べになっておられます。更に森田療法の現在の第一人者、近藤喬一先生のご指導もお受けになり完治され、今では、教育界で大変なご活躍をされています。これも精神の身体に及ぼす影響の大きさを表す一つの事例だと思います。

事例四、肝心の私自身のことになります。私は旧制中学校を卒業して二年後の十九歳から地元の中学校の教師に赴任します。あとでも述べますが、すぐ上の兄が疫痢《えきり》により急死した直後に生まれた関係等により、過保護に育てられ、その為、社会生活にうとく毎日の授業に悩まされます。教師として一番大切なことは、授業をうまくやるということですが、その授業が、神経症、とりわけ対人恐怖、赤面恐怖でうまくいきません。もっと具体的にいえば、上がってしまって授業がうまくいかないのです。そのため夕方、家に帰っても、そのことで頭がいっぱいで、食欲不振に陥ります。神経質な母親は心配して、体をこわすといけないから教師を止めるように度々、言われたことが昨今の如く今でもよく覚えています。かように、心からくる身体の影響は極めて大きいものです。

事例五、私の同僚のT君は、公務員の身分から、いわゆる天下りにより民間の職に移ったとたん、胃の障害に陥り、現在、胃の大部分を除去しています。同君は、私に対して「民間のプレッシャーはすごい」と、言います。又、ご存じの王貞治野球監督は監督という精神的重圧からかがんを患い二〇〇六年に胃の全てを摘出されています。近時では、野球賭博で世間を大きく騒がせた相撲界の最高責任者の武蔵川理事長も胃がんを患ったと新聞は報じています。以上これらのすべての事例は、心の、精神の身体に及ぼす影響が如何に大きいかを如実に物語るものだと思います。

三、私の人生を長く苦しめた赤面恐怖

何を隠そう、私は長い間、赤面にとらわれ、その恐怖に悩まされ続けて参りましたが、本文の冒頭に記載の通り九十歳を過ぎた今現在、自分なりのアイデンティティを確立し人生の希望に満ち溢れています。こうして文章に書き表すこと自体、その表れでもあり、光があるから「影」があるように、欲望があるから「不安」が生まれるとして、両者は表裏一体のものととらえられているのです。

今でこそ、このことは実感できるのですが、私が強迫神経症で苦しんでいた二十代の頃は、こうした森田療法の考え方を受け止めることはできませんでした。まさか、「陰（不安）の背後から光（欲望）が射し込んでいるなんて」、「あの強迫行為の日々が、ゴール（治癒）へ直結しているなんて」、未熟な私には想像すらできないことだったのです。

しかし、今ならよく分かります。あの強迫行為こそ、「無意識の心」とのバランス

を図るべく、われわれの心に組み込まれているバランス機能が作動したのだということを。ここのところは少し分かりにくいかと思いますが、明念倫子さんが自分が悩み苦しんだ確認行為の脱却に一番大きな影響を受けたものが、森田理論の中の一つである「拮抗作用（反対観念）」と述べています。詳しくは、『強迫神経症の世界を生きて』の七十八ページ「精神の拮抗作用を体感して生きる」のところか、その他の森田療法の本を参照してください。

更に、明念さんの記述を続けます。

> 私は、ただ、「強迫行為」から逃れるために森田療法にしがみついていただけで、それさえ治してもらえれば、それでよかったのです。ところがどうでしょう。気がつくと、私は強迫行為と向き合うことを通して、「生き方のレッスン」さえしてもらっていたのです。そうです。森田療法は私の「強迫行為」という特殊な悩みを（とらわれ）という視点でとらえることによって、「人生の苦悩」という「普遍的な悩み」へと組み替えてくれていたのです。いいかえると、「強迫神経症の悩み」を医療に直結させるのではなく、「生きる苦悩」として引き受ける、そう

いう視点を私は森田先生に育てて戴いたのだということが分かります。

と、こういう明念さんの記述から見ると、私の場合も含めて、後述の通り、多くのすぐれた森田療法家が、別名を付けてその本質を表しており、元、国立九州大学教授であった田代信維先生のお書きになった『新版 森田療法入門』の中で先生は森田療法を「自己実現療法」と呼びたいと言われていますが、この言葉は極めて適切だと思います。私自身も長いこと、我《が》執《しゅう》の病理というか、赤面のとりこになり小我の苦しみを、いやと言う程味わいましたが、やがて森田療法により、強い「生の欲望」に目覚め、「大我」に生きる最高の喜びを味わうことができました。

今は「人生どう生きるべきか」が人生の最大の課題ですが、確固たるアイデンティティの下、生活の喜びに浸り続ける毎日で、森田療法の有難さが身に沁みます。明念さんは、更に二百五ページの「あとがき」で、次のようにもお書きになっておられます。

「それではなぜ私はそんなに森田療法をすすめるのでしょうかと、自問しながら、本文でも書きましたが、森田療法は、神経症の症状を直接問題にするのではなく、その背後にある人生観の歪みに気付かせ、『かくあるべし』といった窮屈な生き方から解き放たれることを目指しているのです。そのため、各人が森田理論を学ぶことで、それまでの自分の生き方を見つめ直し、これからの人生を心の自然にそった無理のないものに作り替えていくことができるからです。私がこの自分史の記述で度々書いている『無為自然』の世界へ到達するのです」

明念さんの記述を更に続けます。「とりあえず、神経症だけでも治してもらいたい」と願っていた人が、気がつくと、人生の在り方までレクチュアしてもらい、その結果、症状を問題にしない姿勢までも身についてくる、このような成果は、私の知る限り森田療法でしか得られないのではないか、と考えていますと、私も全く同感です。本文の中でも明念さんは、薬物療法や認知行動療法に就いても触れておられますが、何《いず》れも批判的な記述になっています。詳しくは同書を参照ください。私も薬物療法も行動療法も神経症等の真の解決には決して繋がらないと思います。時代の流れでしょうか、森田正馬先生の時代には全く使用されていなかった薬が今では多くの森田施設でも使用されているようですが、何処までも補助的範囲内に留まり真の解決手段ではないと思います。多く耳にすることは、長年の薬の使用から副作用の弊害が生じ、精神療法とりわけ森田療法を希望される方が多くなっているように感じられます。

明念さんの記述によると強迫神経症に就いてパソコンで検索すると、現在、強迫神経症の治療法として第一が薬物療法、次が行動療法となっているようですが、私の体験からも共に真の解決には程遠いと思います。

四、森田療法の広がり

森田先生がお亡くなりになったのが一九三八年、昭和十三年ですから、没後七十年を過ぎた今、先に書きましたように森田療法は世界的な広がりを見せています。その要因は後の項の七の㈢「創始者、森田正馬の人生と森田療法」のところで記述のとおり、北西憲二先生の言われるように森田理論は初期の「ヒポコンドリーの精神病理」の理論から、人間の「生きる」上での精神療法へと大きく飛躍し、広く世界人類の、普遍的な理論に発展したからに他ならないと思います。明念さんの体験記でもそれと同じく若くして長く苦しんだ強迫行為を脱却したあと、気が付いてみると、単に神経症を治していただいただけでなく、森田先生からは人間としての「生きる」上での悩みの解消まで教えていただいたと、おっしゃっておられます。ここから森田療法の広がりは大きく①地域的な広がりと、もう一つは②適用分野へも大きな広がりとなっていくわけです。

（一）地域的な広がり

森田正馬先生は、生存中、自分の学説を広く世界に広める為、森田先生の直弟子以外最初に良き理解者となった元、国立九州大学の教授であった下田光造先生を通して、近代医学の祖、ドイツへ論文を二回も送付するも二回とも「理解不能」ということで送り返されたということです。先生の無念さは、さぞかしであったと思います。北西憲二先生も言われる通り、森田療法は思想的には中国の「老荘思想」とほぼ重なると言われています。そうであれば、欧米各国のようなキリスト教文化圏では理解されにくいということも十分考えられます。

しかし、西洋文明の合理化、科学万能の世界もいろんな分野で行き詰まりを見せ、多くの弊害も生じている昨今、生きる上での最重要な課題である人間の「生きること」「老いること」「病むこと」「死ぬること」即ち、「生老病死」の問題は西洋・アメリカ諸国にとっても、切実、且つ、決して疎かに出来ない重要な課題になってきたと思われます。そういう面から東洋思想である「森田理論」も徐々に見直しされ、浸透していったと考えられるのです。同じ仏教圏である中国ではいち早い広がりを見せ、今では日本をはるかに凌ぐ多くの森田施設が存在していると言われています。勿論、それには、メンタルヘルス岡本記念財団の現、会長の岡本常男先生等の尽力も見逃すことはできません。冒頭に記述の通り第六回国際森田療法が二〇〇七年（平成十九年）にカナダのブリティッシュコロンビア大学で世界七カ国から、精神科医や大学の先生方等、合わせて総勢百十四名の参加を得て盛大に行われました。

繰り返しになりますが、この事に就いて東京慈恵会医科大学の樋之口潤一郎先生はこの大会で特記すべきこととして東洋で生まれた森田療法がキリスト教文化圏の地であるカナダで行われたということは、東洋で生まれた森田療法が、世界に確実に浸透していることを意味しているのだと、これも再度の記載となりますが、今では世界二十か国以上に広がるという盛況ぶりです。森田先生もお墓の下で、さぞお喜びになっておられることと思います。

（二）適応分野の広がり

七、（三）「創始者、森田正馬の人生と森田療法」で引用させていただいている現、日本女子大学教授の北西憲二先生のお言葉ですが、森田療法は初期の「ヒポコンドリー性基調」の精神病理から「生きること」に焦点をおいた精神療法へ、即ち人類の「普遍性」を持った内容へと発展していったのです。その結果、（一）で述べたように国境をこえた大きな地域的な広がりを見せたと思います。更に、それは単に地域的な広がりに留まらず、適応分野にも大きくその裾野を広げていきます。

ヒポコンドリーの語源が示す通り精神的苦痛は「ヒポコンドリー」、即ち、みぞおちの方へ、いち早く敏感に伝わって、私たち人間に痛みや不快感を与えます。既に記述の現、拓殖大学学長の渡辺利夫先生、メンタルヘルス岡本記念財団の現、会長の岡本常男先生のように胃に及ぼす影響も極めて早く顕著なものです。

更に最近の日本森田療法学会での発表に見られるように、今日の「うつ病」患者数の著しい増加により、森田療法精神科医による多くの治癒例や、森田療法によって、うつ病を克服した「生活の発見会」会員による体験発表等、更に、第二十六回日本森田療法学会が平成二十年十月三十日から十一月一日の三日間に亘って国立、九州大学の医学部主催で開催されましたが、その時の大会のメインテーマが「現代社会におけるうつと森田療法」です。

かように今日増え続けるうつ病の対策に、森田療法が果たす役割が極めて大きくなっているというのが今の実状です。又、元、国立九州大学教授であった田代信維先生のお書きになった『新版 森田療法入門』では神経症、うつ病に加え、統合失調症患者の森田療法による研究症例が、いくつか発表されています。

又、最近の森田療法学会では、単に精神疾患のみならず、歯科医の海野智先生、皮膚科医の細谷律子先生等の歯科、皮膚科分野での疾患患者の治療に於いても、森田療法による顕著な業績の発表が行われています。詳しくは最近の森田療法学会誌を参考にして下さい。更に特記すべきことは、森田療法が医療の領域を超えて、介護、看護、治癒の可能性のない、末期がんや難病患者などの苦痛を軽減したり、精神的に支えたりして介護するターミナルケアへ、又、教育分野へも応用され、大きな成果を挙げています。

　教育分野では、我が国の教育で長らく重要な課題となっている不登校問題について森田療法の適用による好結果も多く発表されています。いじめ・不登校問題については、私自身も教師として大きな実績を残しています。本書の第二編「大我の世界に生きる（我が人生最高の時代）」もその内容の一つです。詳しくは拙著、一九九四年五月発行の『私の歩んだ教育――登校拒否児等百パーセント治せる』、一九九七年六月発刊の『一人の子の成長を求めて――いじめ・不登校問題解決への道』、二〇〇八年五月発刊の『教師という素晴らしい職業』、前、二著は近代文芸社より、後者は文芸社から発刊されています。参照していただければ有難いことです。第二編ではその中のいくつかを選んで記述することにします。

　私は森田療法の理解を、より深めるために平成十八年十月二十、二十一日国立浜松医科大学で行われた第二十四回日本森田療法学会で入会の許可を得、引きつづき毎年、出席しています。入会の翌年、第二十五回、同学会が東京で慶應義塾大学医学部の主催で行われ、その節は、一般演題で、自分の長く苦しんだ「神経症」の体験発表をしました。第二十六回は、国立九州大学医学部主催で、この時は、私は長く教師をしていましたので「森田療法と教育」に就いての発表を、第二十七回は尼崎市にある関西国際大学で、その時は、体験者が語る「森田療法で治るとは」どういうことか持論を発表し、昨年の北海道での第二十八回学会では、体験者が語る「神経症脱却への道」と今年は、十月二十七、二十八、二十九日と、横浜市の会場で東海大学医学部の主催で行われる予定で、今回も「教育・精神療法にとって必要なこと」というテーマで発表の予定です。今年の発表が許可されれば、第二十五回より連続して五回目の発表となります。益々、森田理論の研鑽を深めて神経症等、心の問題で悩める人のために役立ちたい気持ちでいっぱいです。

　さて、私が森田学会に入会した第二十四回の同学会で、岡山県の倉敷市にある「すばるクリニック」の院長である伊丹仁朗先生が第十七回森田正馬賞を受賞されました。受賞理由の一つが、がんや難病患者のメンタルケアに「森田療法」を応用し、多大の成果を挙げたこと、もう一つが、日本森田療法学会や国際森田療法学会において、「生きがい療法」に関する研究と実践の成果を多数報告し、学会の活性化に貢献したというのが、その受賞の理由となっています。伊丹先生は受賞と同時に「生きがい療法」

に就いての記念講演もなさっておられます。その概要をここで述べてみたいと思います。がんに対する心理社会的側面からの治療学であるサイコオンコロジー（精神腫瘍学）の研究は一九七七年頃から始められたとされています。先生は一九八〇年頃からこの領域に関心を持つようになり、試行錯誤を続けるうち、「森田療法」に出会い、主としてがん・難病の方々を対象とした「生きがい療法」とよぶ、心理・生活療法の試みを行ってきました。そもそものきっかけは四十五歳の主婦の方が直腸がんの手術から「死の恐怖」におびえ、何も出来なくなったことからです。その解決のため、専門書をひも解いたがなかなか参考となるものを探すことができなかったところに幸いにも漸《ようや》く森田療法と出会うのです。早速その主婦に対して、「外来森田療法」を試みたところ、結果は大変効果的で約三か月後には主婦としての普通の生活へと回復したというのです。

　伊丹先生はこの主婦の方の体験を通して森田療法に強い感銘を受けたと言われています。そして、森田療法の原理をベースとした「生きがい療法」を創始し、以後三十年間、末期がん患者や難病で困っている人々の心理的危機に対処し好成績を収めておられます。一九八七年には七名のがん闘病者の方々を引き連れてヨーロッパアルプスの最高峰のモンブランの登山に挑戦し見事に成功され、そのニュースは日本国内に大きな反響を与えました。がん末期の患者の場合、余命は後僅かという方が多いと聞きますが十九年経た今も、挑戦された七名の中、五名の方々は元気で、毎日ボランティア活動やスポーツや、その他の趣味などで多忙な日々を過ごしていらっしゃると言うことです。

九州大学で行われた第二十六回日本森田療法学会に於いては伊丹先生率いる生きがい療法の会員のお二人の方の実践発表がありました。一人は僧侶の方で、六十八歳の時に難病の宣告を受け五年生存率五十パーセント、白血病化した場合三年生存率ゼロパーセントの診断を受け、不安のため、三年間煩悶し、それまでの「禅修行」も何の役に立たず、のた打ち回り、うつ病で一年余りの入院生活を余儀なくされました。退院後、「生きがい療法実践会」に入会し、その指針に従って実行した結果、三年間の苦悩煩悶は雲散霧消し我ながら驚いたと発表されました。森田療法の素晴らしさが此処でもよくお分かりいただけるかと思います。

学会発表時私も、目の前でご本人の元気なお姿を見てびっくりしました。あれから、既に三年を迎えようとしますが、今尚、脳裡に鮮明です。もうお一人の方は、発表時七十歳の主婦の方ですが、四十五歳の時、卵巣がんの手術を受け五年生存率二十五パーセントという厳しい診断を受け、絶望感と「死の恐怖」のため「うつ状態」になっていました。その節、新聞で「生きがい療法実践会」を知り、指針に従って実行した結果、この方も元気を取戻し一九八七年、七人の仲間と共にモンブランの登山に参加されています。

これがきっかけで登山が好きになり、その後二十年かけて日本百名山完登を達成したり、その他、頼まれて体験談の講演に出かけたり、多くの世話人の活動にも取り組んでおられると言われます。先の僧侶の方と同じくその元気なお姿が今尚、頭に残っています。二、のところで「精神の身体に及ぼす影響の大きさ」に就いて言及しましたが、このお二人の体験発表で一層、その感を深めたところです。引き続いて伊丹仁朗先生の受賞記念講演の内容を続けます。

講演の終わりの方で先生は、がんに対する心理社会的側面からの治療学であるサイコオンコロジーの研究が米国で始まる実に四十年も前に、精神活動が身体疾患の治療効果に好ましい影響を及ぼし得ることを指摘されていたことで、森田先生の、この先見性にはただただ驚くばかりだと言っておられました。そして、講演の最後のまとめとして次のようにおっしゃっておられます。

> 　近年、がんは日本人の死因のトップの座を占め、人生を脅かす重大な疾患となっています。一方ではインフォームド・コンセントが社会常識となったことによって、がんに伴う不安・死の恐怖への対処法への社会的ニーズは急速に高まっています。「不安」や「死の恐怖」への優れた心理学的解決の指針をもつ森田療法はサイコオンコロジーの領域に於いても多大な貢献をなしうる可能性があると考えられます。

　以上、先生の講演の概略ですが、詳しくは日本森田療法学会誌第十八巻一号をご覧下さい。以上森田療法の適応分野の広がりに就いての記述を終えます。

五、森田療法で治るとは（森田療法の目指すもの——純な心——）

このテーマは、平成二十一年十月十六、十七、十八日に第二十七回日本森田療法学会が尼崎市にある関西国際大学で行われた時、私が一般演題で発表いたしました。さて、このすぐれた精神療法である「森田療法で治る」とは一体どういうことなのでしょうか。創始者の森田正馬先生は、もともと神経症は「病気ではない」と言われています。そうすれば、病気でないものが「治る」とはどういうことを意味するのでしょうか。

平成十九年十一月三十日と十二月一日の二日間、慶應義塾大学医学部の主催で、第二十五回日本森田療法学会が東京の地、京王プラザホテルを会場として行われました。

当学会に於いて、長年にわたり、北米での森田療法の普及に尽力したこと、カウセリングの分野に森田療法を導入し実施方法の改良に努めたこと、更に第六回国際森田療法学会を主催し、森田療法の国際的発展に貢献したこと等の理由で、カナダのブリティッシュコロンビア大学準教授の石山一舟先生が第十八回森田正馬賞を受賞されています。

石山一舟先生は単に治療を受ける人、即ち、クライエントのみならず、治療者の方も含めて、「素直」ということの重要性を強調されています。森田正馬先生も著書の中で「素直」に就いてもお書きになっておられます。先生は自分の特殊療法、森田療法のことですが、観念論者で理屈ばかり多くて実行の伴わない多くの神経質者に対して私の特殊療法にある臥《が》褥《じょく》や作業など、こんなことで神経症が治るかどうかと疑問を持つ人に対して又、疑問を持つ人も実際には多いと思いますが、そういう人々に対して、先生は「疑問を持ってもよい、持ったままで、一応、先生である私の指導法である『余のいう特殊療法』を疑いながらでも決められた一定の期間、約四十日間ですが、やってみる。それが『素直』というものだ」と言われています。

私も全治した今になって、この先生の言われること、即ち「素直」ということの大切さがよく分かります。勿論、先生がこういう発言をされること自体、ご自分の創始された確乎《かっこ》たる神経症理論の確立に対するゆるぎない自負と、合わせて、この特殊療法に於いて何人もの多くの成功例がその裏付けにあることは言うまでもありません。

さて、一体、一定の入院期間で森田療法では森田正馬先生は私たち神経症者に何を求めていらっしゃるのでしょうか。何を会得させようとしておられるのでしょうか。第一期、第二期、第三期、第四期の「特殊療法」を通して私たちに何を理解させよう、何を身に付けさせたいと思われていたのでしょうか。先生は数多くの神経質に就いての本をお書きになっておられますが、その中の代表作品として次の三冊の本が挙げられています。

発行順に申し上げると、一九二一年の『神経質及神経衰弱症の療法』、一九二六年の『神経衰弱及強迫観念の根治法』、一九二八年には先生の博士論文取得を基にした『神経質の本態と療法』と代表的三部作を矢継ぎ早に、次々と世に発表されています。発行されてから既に長い年月を経過していますが、神経質の治療に関して今、尚、これらの書の右に出るものはないと言われています。代表作の最後の『神経質の本態と療法』第二編神経質の療法の3、一般神経質に対する私の特殊療法、第一期臥褥療法、第二期軽い作業療法、第三期重い作業療法、第四期複雑な実際生活期の最後のところで、ここで初めて（2）「純な心」という項目を挙げられています。

この項目の冒頭で先生は、「私はこの治療中に、患者をして『純な心』『自己本来の性情』、『自分をあざむかない心』というものを知らせるように導くことに注意する」と、お書きになっておられ、更にその最後のところで、この療法の進行中に次第、次第に「純な心」を会得させるのであると文を結んでおられます。又、著名な森田療法家である元、国立九州大学の教授であった田代信維先生がお書きになった『新版 森田療法入門』の中で、この「純な心」に就いてかなりのスペースを設けて解説されています。

その中で先生は森田療法の最終の目標は「純な心」であると、おっしゃっておられます。私も、長く赤面にとらわれ漸悟《ぜんご》型でしたが、徐々にそのとらわれから脱却し、六十四歳でやっとこの「純な心」に気付きます。正に私の赤面恐怖である神経症からの完全脱却の時期を迎えたわけです。その治癒過程は後でも記述したいと思っています。先の石山一舟先生の強調されていた「素直」な心は、森田療法の最終目標である「純な心」に到達する、そこまでの治療過程で、カウセリングの過程の中での重要性をおっしゃっておられるもので、最終目標ではないと私は勝手に、自分なりに解釈しています。

さて、森田療法の最終目標である「純な心」とはどんな心なのでしょうか、再び先生の代表作『神経質の本態と療法』の内容を見てみます。森田正馬先生は、「純な心」とは、「自己本来の性情」、「自分を欺かない心」であると言われています。そして、その具体的な事例として、次の二つのことが書かれています。一つは、私たちが誤って皿を落とし、割った時に「あっしまった。惜しいことをした。しまった」というのが、純な気持ちというものだということ。もう一つは、世話をしていたウサギが、ちょっとした油断の隙に犬にかみ殺された場合に、「こん畜生、憎たらしい犬め」というのが純な心で、それ以後、「何も付け加えない心」の状態だと、おっしゃっておられます。

私はこの度、この作品を書くに当たって、もっと身近に言うならば、この項目、五、「森田療法で治るとは（森田療法の目指すもの――純な心――）」を記述するに当たって、改めて岩田真理さんのお書きになった『森田正馬が語る森田療法』副題「『純な心』で生きる」を、二回、三回と読み直してみました。この本を私が購入したのが九年前の平成十五年三月一日、近くの書店です。第一回の読了後、私の感想メモは、「いい勉強になった。よく書けている」。第二回の読了後の感想メモは「神経質でないかもしれないし、勿論、神経症の体験のない著者から教えられるものは多いと、又、著者の副テーマである『純な心』に就いては更に理解を深めたい」。三回目の読了が平成十五年五月四日の日曜日で、「とても参考になった」と、短くメモが書かれています。著者の岩田真理さんは表紙の書名の副題「『純な心』で生きる」のところをわざわざ朱書きで印刷しておられます。

今まで記述したように、私は十九歳から代用の教師として教壇に立った頃より強い対人関係の神経症、即ち、赤面に長い間とらわれ続け、その恐怖、いわゆる赤面恐怖にとりつかれ、その脱却にこだわり続けた長い、長い、苦難の毎日があります。今、現在九十歳、冒頭にも記載しましたように、森田先生の最終の境地である「純な精神世界」に浸り感謝の毎日を過ごしています。

何回も繰り返しますが、ここまで導いてくれた森田正馬先生に対する感謝の気持ちは、一日も忘れることはできません。森田療法を、私に焦点を当てて私の人生を大まかに再整理させて書くことに、ご理解をいただきたく思います。正確な年齢は、はっきりしませんが、多分二十代から三十代にかけて、先に書いたように続けて四回も森田施設にお世話になります。しかし、それでも治ったという実感はありません。先にも書きましたように四回の入院を終えた頃より、漸く森田療法の目指す、これも既述したように森田療法の本質を表す別名の一つとして又、先生自身もおっしゃっておられるように「余の特殊療法」は「自然療法」と言ってもよいと言われる通り、その心の「自然」にやっと近づき始めたように思います。

三十七歳で公認会計士業界に転職し、その最終資格、いわゆる三次試験も何回か失敗し、苦労します。実質、会計士として独立した五十歳の時、時間の余裕があり、広島ＹＭＣＡで週一回、土曜日の午後、四年生の算数を教えます。すぐ夢中になる性格の私です。子供たちに算数を教えることに一年間、勢力を傾け続けます。その子供たちから別れる最後の日、即ち、修了式に「自分の天職は教師になることだよ、先生になることだよ」と教えられるのです。先生という「職業のすばらしさ」を、自分が勉強を教えた子供から教えられるのです。折角、苦労して取得した公認会計士の資格も、いとも簡単に投げ捨て、五十一歳から、上の子が高校生、中が中学生、下が小学生という三人の子の親でありながら、学校に復帰します。しかも年齢上、正規の先生にはなれず、今、さかんに問題視されている非正規のパートの教師に身を投じ、それでも、あらん限りの情熱を子供の教育に打ち込みます。正に、世にいう「大我」の世界に入り込むわけです。後になり振り返って見ると、私の長い人生の中で「最高」の時代を迎えていたのです。

その時の詳しい内容は先に書いたように、一冊目が近代文芸社から発行の『私の歩んだ教育』、二冊目が三年後に同じく近代文芸社からの『一人の子の成長を求めて』です。二冊目の本の「まえがき」にも書いていますが、もともと、教師としてやった業績など当然なこととして、自分の胸の中に固く秘め、本にして出版するなど毛頭考えていませんでした。

少し専門的なことになりますが、三原での「風の子学園事件」、続いて起こった愛知の「戸塚ヨットスクール事件」。これらは、何れも不登校の中学生がいわゆる「スパルタ教育」によって尊い命を失うのです。この痛ましい事件に、私は大変なショックを受け、本来、地味であるべき「いじめ・不登校」等の私の教育体験を本にするという、止む無きでの急な出版でした。さて一冊目の発行時のことになりますが、いざ、発行という段階で神経質者らしく、果たしてこの本が、出版するだけの値打ちがあるものかどうかと迷います。

その時、Ｇさんという四番目に出会った不登校児の教え子を通して当時、接触のあった広島市の生んだ、あの著名な映画監督であり、シナリオ作家でもあった新藤兼人先生に手紙を書きます。親切な先生は、ご多忙の中にも拘わらず私の一冊目の、即ち、処女出版に際し、四回もの丁重な往復文書をいただきました。勿論、私の作品を最初に目を通していただいたのは、この新藤兼人先生なのです。その時にいただいたお手紙は、今も大事にアルバムの中で保管していますが、その中の一つのお手紙の文面には「角本さん、この作品のメインテーマのいじめ・不登校問題に就いて、突っ込みが足りない。もっと詳しく具体的に書くように」とのご助言をいただくのです。ご存知の如くいじめ・不登校問題は、我が国教育にとって古くて又、極めて新しい問題でもあります。深く我が国社会のひずみを表す問題の中で、悪質化しつつあるのが現状で、私の時代にはなかった痛ましい子供の自殺という深刻な事態まで発展しているというのが現状です。それに加え、新藤兼人先生からいじめ・不登校問題に就いて「もっと具体的に書くように」というお言葉がずーっと私の頭にのしかかっていました。合わせて出版社の文芸社からの強いすすめもあって今度は、一冊目、二冊目のようにショックで大急ぎで書いたものとは違い、一年間という長い時間をかけ、いじめ・不登校問題を私なりに、より具体的に書いたものが、平成二十年五月発刊の『教師という素晴らしい職業』なのです。私を知る人々からは、大きな反響を引き起こしました。全国販売でしたから北は北海道から、南は沖縄まで、これらは何れも元、教師をされていた人たちです。

長くなりましたが、産休代替教師をした四年八か月は子供の教育に夢中になった時であり、後になって振り返ってみれば、私の人生の最も充実した時でありました。この間のことが、上記三冊にまとめられているわけです。この短い四年八か月の間に私は何と三百四十四人という多くの子供を受け持つわけです。そして、一人ひとりの子供と真剣に真正面から向き合って参りました。その中に、たまたま不登校気味な子も含めて四人の不登校児との出会いや、これはＭ校長先生の強い要請による、いじめのあるクラスの担任もします。

産代教師の最後の勤務校となったＩ小学校では私の公立小学校教師二十一年八か月

の中で初めて可愛い小学一年生を受け持ちます。その中に、私と出会うまでの約一年近く口を固く閉ざしていた女の子との出会い等々、我が国教育の数々の今日的難題を抱えての思い出がたくさんありますが、それは後で詳しく書くことにします。森田療法、森田正馬先生の重要なキーワードの一つである「生の欲望」に完全に乗り切った四年八か月の産代教師の時代を過ごしました。その間は、あれほど私を苦しめていた赤面のとらわれ、即ち、「我執」の状態は全く忘れ去られていたと思っています。私は、瀬戸内海ではかなり大きい方の島の一つで、すぐ西側には日本三景の一つ宮島に隣接する能美島というところで生まれます。瀬戸内海国立公園だけあって、自然に恵まれ、海に囲まれた絶景の地です。この故郷の地に今も、百坪ばかりの農地があり、そこにいちじくを植え付けています。そのため、月に一回位は草取りに帰っています。広島市の海の玄関口である宇品港より約五十分、フェリーに乗って海を眺めながらの帰郷は、現在の私の大きな楽しみの一つで、正式の住所名は、平成の大合併によって、旧江田島市と合併し江田島市能美町となっています。

この故郷の地で小学校六年生まで過ごし、中学校は広島市内にある浅野藩公が設立した現在、私学の雄の一つになっているＳ中学校に進学します。そこの旧制中学校の最後の卒業生になります。一級下には、先般お亡くなりになったかの著名な平山郁夫画伯がいらっしゃいます。個人的なことが長く続きますが、私の父は、私が中学校一年生の昭和十七年七月四日、心臓麻痺で突然、この世を去ります。その上、母親の方は病弱であった為、進学することができず、当中学校を卒業するのが、やっと、というところでした。

昭和二十二年三月の卒業生で、丁度、我が国が太平洋戦争に敗れたすぐ後という時です。それからの戦後、日本は長くアメリカの占領下に置かれ、全ての面で民主化の波が押し寄せてきた時代です。学校もご多分にもれず、その一つで学校の制度も大きく変革され、現在の六・三・三制へ移行した直後でした。その為、今と違って教師の需要も多く、私たちのように旧制の中学校の卒業生に対しても、たくさん教師への話が持ち上がっていました。中学校を卒業して、二年間、農業などやって、ぶらぶらしていましたが、これといって定職がありません。私もやがて島内にあったＯ中学校に奉職することになります。私の生まれが昭和四年十二月で、昭和二十四年九月からですから二十歳になる少し前の十九歳からの学校への勤めになります。身分は、最終学歴が旧制の中学校の卒業ですから助教諭という不安定な身分でのスタートになります。もっと分かり易く言えば、夏目漱石の『坊ちゃん』と同じく代用教員からの出発ということです。

子煩悩で教育熱心な父親の庇護の下、いわゆる「坊ちゃん育ち」の私でした。世間知らずで、社会経験の不足に加え、病弱な母親の方は島の呉服屋生まれの「お嬢さん育ち」でした。村の議員なども務めた豪放で世話好きな性格の父親とは対照的に小心で、心配症で、神経質な母親でありました。幼少時代の過保護な育ちに加え、もともと神経質という母親ゆずりの遺伝子も加わり、今、思うと神経症、いわゆるノイローゼになる素地は十分過ぎる程あったということです。

案の定、十九歳で教師として教壇に立つも、子供を教えるという難しい職業の影響もあったかとも思いますが、冷や汗をかきながらの教壇生活、いつの間にか生徒の前で上がり始め、赤面にとらわれてしまいます。この病気、いわゆる神経症は現、三聖病院院長の宇佐晋一先生がおっしゃる通り「治そう」とする病気で「治そう」「治そう」

とすればする程、とらわれが強くなりニッチもサッチもいかなくなります。赤面恐怖から脱却したい余り、結局、迷路にはまり、長い間、赤面にとらわれ、苦しみ続けることになります。杭につながれた驢馬《ろば》が、逃げようとして焦って、ぐるぐる回るほどますます杭にくっついて動けなくなるという、禅の言葉でいう「繋《け》驢《ろ》桔《けつ》」の状態に陥り、自分で自分の首を絞めつけ、もがき苦しむわけです。一方、身分も助教諭、即ち、代用教員ということで身分的な安定も必要でした。然し、これは幸いなことに教育もアメリカの影響を受け、今のような通信教育の制度が導入されます。直接、学校に行かなくても働きながら卒業単位の百二十四単位を取得し、その中《うち》、スクーリングによる直接の面接授業で三十単位、後はすべて自宅に居ながらの通信で取得ができ、大学の卒業資格がとれるという通信教育制度なのです。

　私の時代には、私のような助教諭の人、代用教員の先生がたくさんおられました。その多くは、割合、単位の取得が容易なH大学の通信教育の人が殆んどでしたが、私は慶應という名に憧れて同校の通信教育部に昭和二十五年三月に入学します。しかも、伝統ある経済学部に籍を置き、五年の年数をかけ昭和三十年三月、同校を卒業し教師の免許状も得、教諭の資格も取得します。もっと詳しく言えば、小学校二級普通免許状と、中学校一級普通免許状（社会科）、高等学校二級普通免許状（社会科）を取得します。

先にも書いた通り、通信教育で大学の卒業資格をとる為には三十単位は直接、面接授業で、いわゆるスクーリングで、その単位を取得しなければなりません。幸い、これも教師でしたから、夏休みの四十日間を利用して、毎年の夏、計四回上京し、慶應大学のある三田の地で若き青春時代をスクーリングで過ごしたものです。一方、赤面のとらわれの方は、一向によくならず、あい変わらず、とらわれ続けていました。今でも、よく覚えていますが、スクーリングで上京した時、上野公園の忠犬ハチ公の銅像の前で、同じように小心で悩んでいた全国の若き仲間と一緒になって、夕方から精神の鍛練をよくやったものです。どうするかと言えば、下腹に力を入れ指導者の声に合わせて「精神一到、何事かならざらん」云々と、赤面ぐせを治すために大声で叫びまくったものです。赤面恐怖、対人恐怖等、その他、各種の神経症で、目下、一番権威ある森田正馬先生の教え、即ち、「森田療法」からみると、何の効果もなく、後で詳しく述べますが、この優れた精神療法からみれば、よくなるどころか、赤面の「とらわれ」を益々深める結果となるのです。神経症の治癒理論からみれば、逆効果もいいところで、それらの悩みや苦しみを長引かせる要因でもあったわけです。全治した今で思えば、無知の恐ろしさを、身を以て知るわけです。又、無知というものは、迷いにはまった人は、溺れるものは藁をも掴むという諺にもある通り、今にして思えば、滑稽なことでも、迷いの中にある時は、「治そう」として本気でやったものです。

月に一回あった、最もいやだった授業参観には、授業の直前にピアノの陰にかくれて、目をつぶり、「精神の統一」をよくやったものです。又、化学療法と言いますか、オキシドールの漂白作用に目をつけて、よくオキシドールを顔に塗ったりと、今、思うと全く滑稽そのものです。その他、今でもよく覚えていますが、国語の本に「赤い」という文面が出るとドキッとしてすごく緊張したり、又、当時、徴収した学級費を毎月、農協に預金に行っていましたが、そこの入り口が少し低かったこともあり、赤面にいつも心がとらわれ、内向きのため、外部に目がいかず、よく柱に強く頭をぶっつけていました。その上、その打ったことを隠すためにかえって強気になって痛いのを我慢したものです。このように、何のかんのと、長い間、赤面にとらわれ続け苦しみ抜きました。

私が長く赤面恐怖に苦しんだ理由

「神経質の分類」に就いては、本来なら七、の「私の人生を立ち直らせた森田療法に就いて」のところで書くつもりでしたが、記述の関係上ここで述べることにします。病名をはっきりさせるため直弟子の高良武久先生は森田正馬先生の「神経質」という言葉に変えて「神経質症」と呼んでおられますが、現在では単に神経症とかノイローゼと呼ぶ人が多いようです。

さて、森田正馬先生は単純、複雑の差と状態とによって神経質、今でいう神経症を三つの病型に分けておられます。一、普通神経質、二、発作性神経質、三、強迫観念症の三分類ですが、現在、三、の強迫観念症は強迫神経症と呼んでいます。一体、なぜ私が長く赤面恐怖症で苦しんだのでしょうか。前述の三、で私が長く赤面にとらわれ苦しんだことを記述しました。その記述の中からも、よくお分かりいただけるかと思いますが、上がってしまって、うまく授業ができない。これは私にとって、特に教師で飯を食べている身にとっては一大事であり、死活の問題なのです。そこで、何とか、これを、「治そう」「治そう」と焦るのですが、一向によくならないのです。焦れば、焦るほど治療から遠ざかるのです。

分かり易い例を挙げると一、の普通神経症の中の一つに不眠恐怖症というのがあります。皆さんの中でもご経験の方も多いかと思いますが、人間は「眠ろう」とすればするほど眠れません。これと同じ現象なのです。眠ろうとする意識がなくなったその時、私達ははじめて眠りに就くことができるのです。私は教師でしたから夏休みがございます。その夏休みを利用して森田療法の施設へ四回も続けて入院を繰り返すわけです。今、思えば、夏休みの四回も続けて入院すること自体、私がいかに「治すこと」にこだわり続けていたかを如実に物語るものだと思います。

一回目が京都の三聖病院、禅僧でもあった初代の院長、宇佐玄雄《げんゆう》先生、森田正馬先生の直弟子で先生と親交のとても深かった先生です。その先生の晩年のご指導を受けます。続いて翌年は今の院長、宇佐晋一先生の若い時にお世話になります。三回、四回が東京の練馬区にあった啓心会診療所です。ここは水谷啓二先生が苦しみ抜いたご自身の神経症体験から自分の人生をかけ、私たちの為に自宅を開放して開設された森田療法の施設なのです。画期的な我が国独自の精神療法、即ち、森田療法をお考えになった森田正馬先生は、もともと神経症は「病気ではない」と言われます。二回目にご指導いただいた現、三聖病院院長の宇佐晋一先生は既述のとおり、神経症とは「治そう」とする病気だとおっしゃっておられます。そうすると、この偉大なお二人の先生の話を合わせると、神経症とはもともと、「病気でないものを治そうとする」という極めて奇妙な病気だということになります。

　繰り返しになりますが宇佐晋一先生もおっしゃるように、この神経症という病気は「治そう」とする病気で、度々言いますが、皮肉にも「治そう」とすればする程、治らない病気なのです。ここらあたり大変、ややこしくなります。心の病いである神経症即ち、ノイローゼについて、先にも登場していただいた、拓殖大学学長の渡辺利夫先生のお力をお借りしたいと思います。前述の通り、先生の本職は東アジア経済に詳しい経済学者ですが、森田療法についても深く精通されたお方です。最近、光文社から発刊された『人間ドッグが「病気」を生む』という本、書名は極めてショックですが、超高齢化社会を迎えた私たちの老後を生き抜く上で必読に値する名著だと思います。同書の第四章「不安を遠ざけることは危険である」の中の一項目「心のうちの狂犬に脅かされている」百三十一ページから、続いて百三十五ページからの「がん恐怖の強迫観念」のところで神経症発生のメカニズムを森田理論で見事にうまく記述されています。少し長くなりますが参考にさせていただいて論述してみたいと思います。

　ここで、渡辺利夫先生は次のように言われています。「しかし、物事を必要以上に気にする精神傾向の強い人々は、こういう性格の人々を森田正馬先生は〝ヒポコンドリー性格〟の人々と言っていますが、これらの人々は驚きを細かく詮索し、病的異常と見立てて、これに執着してしまいます。そして、『精神交互作用』によって異常感をますます増幅させ、虚構の世界の中で神経症を膠着《こうちゃく》させてしまう」と言われています。

「ヒポコンドリー性格」とか、聞き慣れない言葉ですが、森田療法にとっては、重要なキーワードの一つで七、の「私の人生を立ち直らせた森田療法に就いて」の（二）の「神経症の形成原理」のところで詳しく説明します。

渡辺利夫先生は続けて次のように言われます。「つまり、ここでの問題は、「恐怖感動」を主体がどう受け止めるかです。一方の人々は、恐怖を恐怖として「あるがまま」に受容し、他方の人々は、恐怖に圧倒され、これに支配され、精神内界の悪循環的な相乗作用を通じて異常な病覚に捉えられ、これを増幅させていくので前者が健常者であり、後者が神経症者です。この二つの類型は、期するところ、「恐怖感動」に対して自分をどう対応させるか、の差です。ここに、神経素質、ヒポコンドリー性格を持つものが陥りやすい、精神交互作用が問題となるわけです」

精神交互作用に就いても、七、「私の人生を立ち直らせた森田療法に就いて」の（二）、「神経症の形成原理」のところで説明しますが「精神交互作用」とは、「感覚」と「注意」の悪循環のことで、私が陥った赤面恐怖で言えば顔に注意が向くと、そこの感覚が敏感になり、感覚が敏感になれば、益々注意が顔に向くという「注意」と「感覚」の悪循環で赤面のことにとらわれてしまいます。

森田療法とは、「ヒポコンドリー性格」である神経素質を陶冶《とうや》し、「精神交互作用」を破壊するための方法の模索に他なりません、と、更に渡辺先生は論を進めておられます。「神経質の分類」二、の発作性神経症の心悸《しんき》亢進《こうしん》発作は、いわゆるパニック障害であり神経症の典型的なものです。「恐怖感動」に捉えられ、自分の主観を「事実」だと見立てて、これに恐怖するという神経症です。しかし、ある種の神経症の場合には、発作性神経症のように、特に死に直接つながるような恐怖感動はないにもかかわらず、発症する可能性があります。これが「神経質の分類」三、の強迫神経症です。自己の身体と精神を極端に細かく詮索し、これを批判し、その結果、通常のありふれた感覚や観念を、自分に特殊な病的異常だと誤想してしまうことが、私どもにはしばしばあります。そして、その病的な異常感覚がもたらす不快を排除しようと「はからい」を尽くす、そういう精神の葛藤、これがすなわち強迫神経症なのです。

森田正馬先生は当然あるべき事実を、そうでないようにと、無理に人為的に、作為しようとする事を「思想の矛盾」と呼んでいます。もっと具体的に言えば、例えば、死は恐ろしく、火は熱い。もし死を恐ろしいと思うまい、火を熱いと思うまいとすれば、それが「思想の矛盾」です。「思想の矛盾」は、この強迫神経症において最も著しいと言うことができます。この症状においては、「器質的」な異常はまったく存在しておりません。「思想の矛盾」によって病状を培養する神経症が強迫神経症だ、と森田正馬先生は言っています。私どもは、人生の日常の過程で、何かにつけていろいろと感じ、またはさまざまな形で感情が湧き出てきます。この想念が時に不快であったり、自分に不都合であったりすることが、よくあります。そのような場合、この不快で不都合な想念を「感じまい」、「考えまい」とはからう、というのは人情です。

しかし、そうしますと、なおさら不快で不都合な想念の方に注意が集中して、その想念が自分にしつこくつきまとい、ついには、これを払いのけることができなくなってしまう、という危険性があります。嫌な感じが起これば、そのようには感じまい、考えまいとする反抗心が起きます。そういう気分、とてもよくわかりますよね。しかし、そうすると、遠ざけたいと思う想念が、いよいよ強迫的に自分を苦しめるという心の葛藤が生じます。経験の方も少なくないのではないか、と想像されますと、これが強迫観念の始まりなのです。

渡辺先生がお書きになった『人間ドッグが「病気」を生む』の第四章の項目名を「不安を遠ざけることは危険である」とお付けになった所以だと思います。森田正馬先生は強迫観念について「煩悩の犬、追えども去らず」という言い習わしを用いて、その症状を、「われとわが心のうちの狂犬に絶えず脅かされている」ようなものだと表現していますが、言い得てまことに妙なる表現です。不快で不都合な想念を振り払おうとすれば、逆に、この想念は、いよいよ強迫的に自分を追いかけてきます。私の場合で言えば「赤面を追い払おう」「無くそう」とすればするほど赤面感覚が、しつこくくっついて離れなくなります。強迫観念の生じる条件は、ある想念について、これを「感じまい」「考えまい」とする反抗心です。ですから、この反抗心を没却すれば、強迫観念は成立しないということになります。理屈はそのとおりです。

とは言いますものの、嫌な感じが心に芽生えれば、これを排除したいと思うのが人の常です。ですから、私どもが反抗心から自由になることは、容易ではありません。がんを恐れてはならないと自分に何度も言い聞かせて、がん恐怖の強迫観念に陥る人は少なくありません。がん強迫観念を持っている人は、私の周辺にもたくさんいます。医学・医療技術の際立って高度化された現代に生きる人間は、がんも努めれば排除できると思い込まされる一方で、どうにも助からないがん患者が周辺に多数いることに気づかされれば、がんの強迫観念が蔓延するのも、無理からぬことでしょう。がんを恐怖するのは、自然生命体としての人間のごく自然の情です。「感情の事実」そのものです。この事を森田正馬先生は「事実唯真」とおっしゃって森田療法の重要なキーワードの一つとしています。この自然感情の事実を無視し、否定する必要はまったくありません。がん恐怖は「恐怖」のままでいいのです。

森田療法の重要なキーワードである「事実唯真」そのものなのです。恐怖する不快な気分が嫌だからといって、不快の克服を求めて、がん検診を年に数度も繰り返すような愚行が、強迫観念なのです。がん恐怖、不潔恐怖、赤面恐怖、火事恐怖、閉所恐怖、高所恐怖、尖端恐怖等々、数え出したら切りがないほどの強迫観念に、人はさいなまされるものです。錯雑たるこの世の中で、少しでもまともな人生を送ろうというのであれば、私どもが、このような煩悩のいずれにもまったく無縁だというわけにはいきません。動物や幼児にとりましては、苦痛はそのまま苦痛です。欲望はそのまま欲望です。そこには強迫観念は存在しません。強迫観念とは、ままならぬ人生の過程で身につけた「思想の矛盾」のゆえに、起こるものです。自然生命体としての人間に与えられた、起こるべき時と境遇に応じて必然的に起こる当然の不快な想念を「否定」しようとし、そうして、これが叶わぬことに気づかず、遂に行き場を失った症状、これが強迫神経症です。「事実唯真」の逆ですが、事実を事実として受け入れずに、迷妄の夢の中で煩悶するこの強迫神経症は、確かに煩悩の極みなのでしょうね。

「強迫観念とは、事実から離れ、浅はかな人知によって主観的につくりあげた観念の中で葛藤する精神状態なのです」と、渡辺利夫先生は見事に森田理論による展開をなさっておられます。また、現在、藤沢市で鶴井医院を開業されている高岸泰《とおる》先生は、剣道なども取り入れたユニークな森田療法を行っておられる先生ですが、父親も伯父も共に森田療法家というご一家で、先生、自身も自分のライフ・ワークは「森田療法」だとおっしゃっておられるように森田療法には、とても熱心な先生です。先生は、神経症とは「心のとらわれ」だと、自分自身でそうだと思い込んでしまって、その中で堂々巡りをしてしまう心のひずみで、スースー流れていればいいのだけれど、ひっかかっちゃって、とらわれちゃう、そこでグルグル回りが始まって自分の首を絞めたというのが「神経症の本態」だとおっしゃっておられます。

又、日本森田療法学会の前理事長で日本女子大学教授の北西憲二先生は多くの森田療法の本をお書きになっておられますが、その中の『我執の病理』は名著中の名著だと思います。その書名の示す通り、神経症とは「我執の病理だ」と、我への「とらわれ」だと、自分自身への「とらわれ」だと言われています。私自身の場合も長い間、赤面を「治そう」「治そう」としたこと自体が赤面へのとらわれの表れで私の神経症、強迫神経症を長びかせた大きな要因だったわけです。シャカの教えの般若心経でも老子の教えでも、人間を含めてすべての万物の本質は「変化」することだと教えています。私は長い間、自然の流れに反して、どうにもならない不可能な心の状態を、自分に思うよう操作し、もがきつづけてきたわけです。

啓心会診療所に入寮の時、水谷啓二先生がご講話の時、よく「心は万境に随《したが》って転ず、転ずる処実に能《よ》く幽なり、流れに随って性を認得すれば無喜亦《また》無憂なり」と、とらわれから解放された時の心境を、この禅の言葉からよくお話しされていました。全治した今、その心境は、とてもよく分かります。長い心の葛藤に苦しみ抜いて今の私があります。すばらしい天国があります。森田先生の言われる無為自然の世界があります。「純な心」の世界があります。私が冒頭に述べたように九十歳を過ぎた今も極めて元気な秘密がここにあります。そのお蔭で安眠、そしてよく熟睡もします。森田療法の世界、無為自然の世界から熟睡のコツも習得しています。こんなすばらしい精神世界は他にありません。しかし、これも苦しみの中から得られた尊いもので、今はやりの薬物療法や行動療法などでは到底真似のできないことだと思います。次には長く苦しみ抜いた赤面恐怖からの脱却に就いて記述します。

六、赤面恐怖からの脱却（我執の病理からの解放）

先に述べたように「治すこと」にこだわり続けた私でした。その解決のため、先にも書きましたように四回も森田施設への入院を繰り返すわけです。最初が京都の三聖病院に二回、続いて東京都練馬区にあった啓心会診療所に二回、合わせて計、四回となります。森田先生の著書にも書いてあるとおり先生は説得療法などには真っ向から反対されています。従って私は、この四回、日数にして約百六十日余、一度も先生方、即ち宇佐玄雄先生からも宇佐晋一先生からも、勿論、水谷啓二先生からも説得などされたことはありません。森田療法は「不問療法」とも言われる通り、私の症状、赤面へのとらわれですが、それに就いて「こうしなさい」「こうすれば治りますよ」との指示などは一切ありません。「不問」なのです。赤面の「せ」の字もなかったのです。『外来森田療法』の著者、市川光洋先生もその本の二百一ページで森田療法の本質は、「非言語的」な治療にありますと、お書きになっておられます。従って四回の入院を通して特に、これといった思い出はありませんが、今、頭に残っていることを少し申し上げたいと思います。一回目の京都の三聖病院では晩年の宇佐玄雄先生でしたが、今も私の頭に鮮明に残っていることは、その時、すでに先生はご高齢で歩くことすらも困難な時でした。従って担架に乗せられて私たちの待っている講話室にお出でになり、そこではお立ちになり凛としてのご講話でした。今思うと気力を尽くしてのお話だったのです。一方、当時の私の方は、とにかく「治すこと」で頭が一杯であったため、話された内容の記憶は殆んどありません。しかし、先生が担架に横たわって運ばれて来られていたお姿だけは今、尚、私の脳裡に鮮明に描かれ、頭から離れることはありません。しばらくして先生はお亡くなりになられたようです。もう一つ、此処、三聖病院の特質らしい事を一つ書き加えますと、日記指導は森田療法「独自」のものですが、多くの森田施設では森田療法のキーワードの一つである「あるがまま」が日記指導でよく使われていたようですが、当、三聖病院では「そのまま、そのまま」と言う言葉が朱書きでなされていました。初代の宇佐玄雄先生が禅僧であった関係上、今でも三聖病院の行っている森田療法は内外から「禅的」森田療法と言われています。「そのまま」と言う言葉は、その表れかとも思います。今では「そのままから出発しなさい」とか「そのままで行いなさい」とか言われ、引き継がれているようです。

二回目が現、院長の宇佐晋一先生です。多分、先生が初めて院長になった年かと思います。前院長の玄雄先生とはちがって、とても温厚で物静かなお方という印象が今でも続いています。最近の記事によりますと、先生は入院患者を現在は入院生と言わず、「修錬生」と呼んでおられるようですが、修錬生からは慈父のような人として慕われていると聞いています。私はこの二回目の入院時も相変らず赤面を「治す」ことにこだわり続けていました。何かの聞き違いだったと思いますが、「仕事をしたら治る」とか、勘違いし、それで治すために猛烈に作業をやり始めます。その仕事ぶりが他の入院生の目に止まり、班長に推薦されるのです。

しかし、治すために如何に懸命に、がむしゃらに仕事をしても、又、三聖病院へ二回も入院しても赤面へのとらわれから解放されることはありませんでした。相変わらず三回、四回と飽きもせず「治すこと」へとこだわり続け、入院を繰り返すのです。即ち、更に東京の練馬区にあった啓心会診療所への入院です。いつも診療所内では着物を愛用されていた水谷啓二先生は、私にとっては近寄り難い厳しい先生でしたが、眼鏡の奥の細い目には何か私たちに対する慈愛を感じさせるものもありました。ここでも、これと言った思い出はありません。いわゆる森田先生のお考えになった特殊療法、今もそのまま続いている森田療法の第一期の「臥褥」、第二期の「軽作業」、第三期の「重作業」、第四期の「社会復帰の準備期」の生活の繰り返しを行うわけです。

ここでは今、一つだけ頭に強く残っていることがあります。診療所の玄関を入って、すぐ右側が水谷先生の書斎部屋、そして、まっすぐ細い廊下になっていましたが、その手前の方に電話機が置かれたボックスがありました。或る日、確か二回目の入院の時だったと思います。電話のベルに応対し、それが終わった時です。後ろから先生の激しい叱責を受けるのです。一喝されるのです。その時は、なぜ叱られたのか分かりませんでした。しかし今になってみれば、よく分かります。当時は神経症の最中の私、多分にもれず神経症特有の「気分屋」そのもので、森田療法でいう「気分本位」の生活ばかりしていました。即ち、今日は気分がいいとか悪いとか、気分がいいと赤面が治ったと勘違いし、赤面すると又気分が落ち込み、未だ治っていないと悲観したりの繰り返しでした。

森田正馬先生はよく言われます。気分は天気のようなもので、いい時も悪い時もあり、人間の力でどうすることもできないと。又、赤面も同じ事で「どうする事もできないのだ」と。しかし、当時は分かっていません。気付いてもいません。ただただ赤面を無くすることに懸命でした。今なら、私は受話器をとると、普通の人と同じように相手先からの電話の内容に耳を傾けます。しかし、その時は、気分がよかったのでしょう、調子に乗っての応対だったのです。そこをすかさず先生に見抜かれ、書斎部屋におられた先生、部屋から飛び出して来られ、私に注意をして下さったのです。何れにしろ、「治すこと、無くすること」にこだわり続け、赤面に執着しつづけた四回もの入院でした。最後の退院時も、治すために、「もう一回、入院しようかな」と、五回目の入院も頭にかすめていましたが、一方では「もう入院しても仕方がないかな」という思いもやっと出始めていました。今、思うと、私が長いこと望んでいた赤面からの「とらわれ」の開放の第一歩の始まりが此処にあったのです。

つい最近、生活の発見会、生活の発見会というのは森田療法で立ち直った人々を中心にした全国規模の神経質者の自助組織ですが、その会員のお一人の明念倫子さんが白揚社から『強迫神経症の世界を生きて――私がつかんだ森田療法』という本をお出しになりました。明念さんは「ガス栓」の強迫行為に長く悩みつづけられた生々しい体験記をお書きになっておられます。神経質者特有の内省力の強いお方のように思います。お書きになった本の百十ページで明念さんは、神経症の脱却について、いくつかのことを箇条書きで書いておられます。その箇条書きの第一に「仕方がないとして、自己の無力感を味わうこと」を挙げ、この無力感、これが神経症脱却の最大の武器だとおっしゃっておられます。どうもがいても「仕方がない」という無力な自分を認める。仏教でいう「大いなるもの」の力にゆだねること、森田療法で言えば「自然の力に任せること」これも禅の言葉でしょうか「自然に服従し、境遇に従順なれ」と、それによって立ち直りの手がかりが見出されると言うのです。ここを読んで、先の私の四回目の入院を終えたあと、即ち、退院時、頭に浮かんだ再入院という考えと共に、もう一方、再入院しても、もう「仕方がない」のではという私の心境がとてもよく似ていると思いました。私は明念さんほどの理論的な考えはありませんでしたが、今思うと、やはり、此処が私の神経症、即ち、赤面からの「とらわれ」の脱却の出発点であったように思います。この心境に到達するのに、こだわりの強かった私は四回もの入院が必要だったわけです。

以後、いろんなことがありました。幸いなことに神経症に悩みながらも仕事から離れることはありませんでした。十九歳からの公立学校での教師生活の十七年間、その間、念願の正規の教員免許状の取得もします。そのために慶應義塾大学での通信教育での勉強も五年はかかりましたが、最後までやり遂げます。更に司法試験に次ぐ難関の会計士二次試験にも合格率五・八パーセントという細い針孔を突破し、夢見た公認会計士の世界での仕事も三十七歳から五十一歳までの十四年間やり遂げます。その間徐々にですが森田療法、森田先生の言われる重要なキーワードの一つである「生の欲望」に少しずつ目覚め始めるのです。「生の欲望」とは森田理論のキーワード中のキーワードです。あの精神分析の創始者で世界的に有名なフロイトは、人間のエネルギーの根源を「性の欲望」におきましたが、森田正馬先生は「生の欲望」においています。共に旁《つくり》は生ですが偏《へん》は立心偏のあるなしの違いです。

人間のエネルギーの根源を「生の欲望」とみた森田先生の発見はすばらしいと思います。お二人の偉大な精神医学者はほぼ同時期で、西のフロイト、東の森田と言われ、一時期は激しく対立し大きな論争を繰り返してきましたが、フロイトの「性の欲望」の方はだんだん広義に拡大解釈されたと言われ、現在では両派は大きく接近してきたと言われています。元、東京慈恵会医科大学の牛島定信先生は今や、やれ「精神分析」だ、やれ「森田療法」だという時代は過ぎて、どうしたら眼前の悩める神経症者等の患者を救うことができるかこそが大切であると言われています。正に至言だと思います。

この後の七、の（三）「創始者、森田正馬の人生と森田療法」のところで詳しく述べますが、先生は四十六歳の時に反復性大腸炎という大病にかかり七十日間、死ぬるか、生きるかの境で入院生活を余儀なくされます。その時、先生は人間の「死の恐怖」と同時に「生の欲望」にも気付かされます。森田正馬先生は言われます。「生きとし生けるものには生命の力と向上発展の欲望がある。没却することのできない力がある。虫は虫、獣は獣、人は人、各々その資質は異なるが、この『生の欲望』は一つである」と、「生の欲望」は、「自然生命体である人間の精神の中に鬱勃《うつぼつ》としている生来の純粋な欲望だ」とおっしゃっておられます。何と力強い表現なのでしょうか、森田療法は、この「生の欲望」を発揮させるための一つの仕組みだと言ってもいいと思います。更に私には五十一歳から私の人生を大きく変える時がやってきます。それは臨時の教師として再度の学校復帰のことになります。ここが私の人生にとって最高の時代となりますので、あとで特別に詳しく述べることにしたいと思います。

　具体的には第二編の「大我の世界に生きる」（我が人生最高の時代）で記述します。何れにしろ四回もの入院でしたが、何とすばらしい三人の先生に会えたことか。即ち最初にお世話になった、宇佐玄雄先生は禅僧でもあり、真摯な求《ぐ》道《どう》者でもあった関係上、先にも書いた通り、三聖病院は世間内外から「禅的」森田療法として注目され外国の研究者の訪問も受けているようです。二回目の入院でお世話になった二代目の現院長の宇佐晋一先生は森田療法家であり、精神分析にも詳しかった近藤章久先生からは日本一、いや、世界一のセラピストだと称賛されています。

　又、水谷啓二先生は神経症脱却後も長らく森田正馬先生のお側で森田療法を勉強された方で昨年、平成二十二年九月十二日には、先生の没後四十年を記念して、先生の指導を受け、お世話になった人々の集まりである啓心会OB会の方々が中心となって『あるがままに導かれて――森田療法の伝道者水谷啓二と共に』の本が白揚社から出版されました。若い時、みんな苦しみ抜いた人たちばかりですが啓心会診療所で、見事に立ち直った人を中心に、交流のあった人、ご家族の人を含めて、六十六名の執筆者からなっています。それをお読みいただくと水谷啓二先生のとてつもない偉大さ、お人柄が身に迫って参ります。私も執筆させて貰った一人ですが、出版時、何度も読み返しては、当時を思い出し、何度も涙ぐんだものでした。その他、神経症を脱却された数々の先輩の方々、中でも自分独自の監査手続きをお考えになり、監査業界でユニークな監査手法を編み出された公認会計士の山野井房一郎先生、書痙でとても苦しみ、あわや手首の神経を切断する寸前まで追い込まれたそうです。

三聖病院で見事に立ち直られ、森田正馬先生を「昭和の親鸞」と崇められた西宮にお住まいになっておられた大三輪義一先生からは、何度も身に余る日記指導を受けるなど特別温かいご指導を受けることができました。おかげ様で時間はかかりましたが、私も長く、辛く、苦しんだ神経症から見事に脱却することができました。お世話になった、これらの多くの方々への感謝は勿論ですが、このすばらしい我が国独自の精神療法をご自身の苦しい神経症体験等の中から創始された森田正馬先生への感謝の気持ちは一日も忘れることはできません。残された私の人生は少しでも先生への恩返しをと、いつも思っています。そのために更に森田理論を学習し、世の中のために役立ちたいという思いでいっぱいです。

七、私の人生を立ち直らせた森田療法に就いて

(一) 森田療法とは

長く私の頭に長くこびりついて離れなかった赤面へのとらわれや、或いは、私の知り合いの人のように顔が青くなることにとらわれる蒼面恐怖や、又、今、よく言われるパニック障害は心臓の鼓動へのとらわれ、死の恐怖へのとらわれ、珍しいものとしては鼻の先が見えることへのとらわれである鼻尖恐怖等、数限りないこれらの人間の心の「とらわれ」、いわゆる神経症とは仏教で言う煩悩の典型的なものでしょうか。生き地獄と言われる、これら神経症のとらわれを開放するための画期的な精神療法は、高知県の香美郡富家村ご出身の元、東京慈恵会医科大学の教授であった森田正馬先生によって一九一九年(大正八年)ごろに創始されたものです。先生は一八七四年(明治七年)生まれで、お亡くなりになったのが一九三八年(昭和十三年)ですから明治、大正、昭和の三代に亘って活躍された我が国在野の名医であり、精神科医であった人

です。

私は、森田療法は神経症患者のいろいろな心の「とらわれ」を無くす為に考え出された極めて卓見の精神療法だと思っています。森田療法という言葉は、森田先生亡きあとを継ぎ、更に森田療法の発展に大きく寄与された高弟の高良武久先生がお付けになったもので、それは、森田正馬先生の名前がそのまま使われたわけで、その内容を表すものではありません。森田正馬先生ご自身は、森田療法はとても分かり易く、だれでも分かる精神療法だとおしゃっておられますが、その本質が「非言語的」なもので体験によってのみ、初めて、その真髄が分かる、そういう面からみると、分かりにくいと言えるかも知れません。

多くの森田療法の専門の先生方が、その内容面から森田療法のことを「自然療法」とか、「あるがまま療法」とか、或いは「体験療法」とか、私がお世話になった初代の三聖病院長の宇佐玄雄先生は「自覚療法」とか、又、元、国立九州大学教授であった田代信維先生は、お書きになっている『新版　森田療法入門』の中で、私は森田療法を「自己実現療法」と呼びたいとおしゃっておられます。又、面白いというか日本森田療法学会認定医の樋口先生は「治さない精神療法」というのが森田療法の本質を突いた言葉ではないかと、いずれも森田療法の本質、内容面を表したすばらしい言葉だと思います。

一方、森田正馬先生自身は、自分の創案した精神療法を「余の特殊療法」と呼んでおられます。先生は、国内はもとより、東西のいろいろな精神療法を研究されますが、単なる模倣ではなく実際に試され、試行錯誤を繰り返され、その上、ご自身の苦しんだ神経症体験を基本にして二十年間という長い年月をかけて今のような世界に誇れる画期的な我が国独自の精神療法を確立されたわけで、今や世界二十か国以上にまで広まっています。成美堂出版、コンデックス情報研究所編著臨床心理士、新川田譲監修の『心理カウンセラーをめざす人の本』十一年版のコラムの冒頭には「今や、世界的に注目を浴びている森田療法」と大きく絶賛されています。

このすぐれた森田療法はもともと、入院療法で、それは次の四つの段階をふんで行われます。参考資料は森田正馬先生の代表作『神経質の本態と療法』と、元、国立九州大学教授の田代信維先生のお書きになった『新版 森田療法入門』からです。第一期は「臥褥期間」で共に四日から一週間、第二期は「軽作業期間」で、期間は同じく一週間から二週間、第三期は「重作業期間」で森田先生は一、二週間くらいでできるものもあるが、人によって種々相違ありと、田代先生は三、四週間、第四期は社会復帰の「準備期間」で森田先生の本では特に期間の記載はないが、田代先生は一週間から四週間と記載されています。そして、これら第一期から第四期までは、それぞれの目標があります。田代先生は次のように要約されています。

第一期は心身の「疲労回復」と「煩悶即解脱」、第二期は「自発性」の発揮と「気分本位」の打破、第三期は「価値観」の没却と「不可能」なことなしの体得、第四期は「境遇に従順」と「純な心」の体得と、詳しくは森田正馬先生の『神経質の本態と療法』を参照してください。何れにしても森田正馬先生は第一期から第四期まで合わせて約四十日間という極めて短い期間で、とらわれに苦しむ多くの神経症患者の治癒に情熱を傾けられ成功されるわけです。現在では期間がやや長く二か月位になっているようですが、それでも他の精神療法に比較すれば、うんと短いと思います。尚、現在では治療者の方の関係と経済上の理由から「入院」森田療法の施設は少なくなり、代わって「外来」森田療法が主流となっています。「外来」森田療法に就いては市川光洋先生のお書きになった『外来森田療法』等を参照してください。

（二）神経症の形成原理

1、本態的条件としてヒポコンドリー性基調説

森田正馬先生の代表作である『神経質の本態と療法』の初めの方で神経症の形成原理として二つのことを挙げられています。最初が本態条件として「ヒポコンドリー性基調説」二つ目が症状発展の条件として「精神交互作用説」です。五、の「私が長く赤面恐怖に苦しんだ理由」のところで述べましたように、神経症とは心の「とらわれ」なのです。その「とらわれ」は体の部分や、その他、色々なことにとらわれます。私の場合は赤面へのとらわれ、人によっては顔が青くなることへとらわれる蒼面恐怖、縁起にとらわれる縁起恐怖、その他、数字恐怖、計算恐怖と数え切れない程、たくさんのとらわれの対象があるわけですが、これらの心のとらわれ、神経症はどうして起こるのでしょうか、森田正馬先生、いわゆる森田療法では、その根本に神経症になり

やすい素質、なりやすい「精神傾向」を第一に挙げておられます。少し聞き慣れない言葉ですが「ヒポコンドリー性基調」という素質にあると、おっしゃっておられます。このヒポコンドリー性基調とは、分かりやすく言えば病気を「過度」に気にするという性格の持ち主ということです。

　病気を気にするということは、人間誰にもあることですが、神経症になる人は、その傾向が普通の人より強すぎるというのです。私自身を考えても、私は病気になるのをとても気にします。しかし、これが必ずしも、すべて悪い面ばかりとは思ってはいません。先にも書きましたように九十歳の現在まで、薬一つ飲まずの健康体は、むしろ、このヒポコンドリーがプラスに働いているとも考えています。ヒポコンドリーの語源ですが、ヒポは下で、コンドルは軟骨の意味で、胸骨端の「みぞおち」に当たります。心配、不安の時に、ここは普段と変わった感じを受けるので、ヒポコンドリーとは、本来ものを気にするという意味から起こった言葉のようです。

　何れにしろ、過度に病気を気にする、物事を気にする性格傾向の素質の人が神経症になるのだと、神経症発生の要因の第一に、この精神傾向を挙げておられます。現在、森田療法の先生方の間では、一般にはこの分かりにくい「ヒポコンドリー」という言葉を避けて「神経質な人」とよんでいる人が多いと思います。

2、症状発展条件として精神交互作用説

神経症形成原理の二番目に挙げられているのが、②神経症状の発展条件として「精神交互作用説」と呼ばれるものです。精神交互作用説とは私たち人間はあるところに「注意」を向けると、そこの「感覚」が強くなり、敏感になるということです。「注意」と「感覚」の賦《ふ》活《かつ》作用をいうのです。森田正馬先生は神経症の発展していく、即ち、とらわれていく理由として、この「精神交互作用説」の原理をもってこられたわけです。これを理解しやすくするため、神経症の一つである頻尿恐怖症について述べてみたいと思います。

私は当時、公立学校の定年であった五十五歳で学校を退職した後、生活を維持するため、直ちに自分で小学生対象の学習塾を開設します。開塾早々、小学校五年の女の子が母親に連れられてやってきます。名前はGさんと言います。母親の話によると、

Gさんは塾へ行くと緊張して尿意をもよおし、塾へ行くことができなくなったと言うのです。当時、評判のよかった近くのS塾を止めて私の塾へやってきます。誰でも緊張すると尿意をもよおしやすくなるということは多くの人が経験されていることと思います。しかし、その意識が強すぎるとGさんのように塾へも行けなくなったり、勉強も出来なくなったりしてしまうという不都合が生じてきます。

次いでに付け加えますと、あの有名な日本画家の巨匠の横山大観も、その一人だったのです。大観はあの豪放な画風に似合わず、とても神経質な人間だったわけで、自分の日本画としての業績が認められ、昭和天皇の即位大典の際に催される晩餐会に招待されるわけですが、彼も又、Gさんと同じく緊張した場面に出会わすと尿意をもよおすくせがあったわけで、その為、晩餐会に出席するかどうか、もし、出席して尿意をもよおし途中で立席すれば、失礼になるのではないかと、一人苦しみ、思い余って、かかりつけ医であった柿本庄六氏に相談します。その結果、柿本庄六医師の強いすすめで晩餐会出席の二日前になって森田正馬先生の往診を受けるわけです。

Gさんの場合は神経症の体験者である私の森田式アプローチによる一、二週間の対応によって跡形もなく解決したわけですが、天才は天才の心を知るというべきでしょうか、大観は、森田療法の真髄である「あるがまま」の指示に従って、森田正馬先生のただの一回の受診によって思い悩んだ晩餐会への出席という大役を無事に果たすことができたわけです。このあとも大観は、しばしば宮中に参内し陛下や皇族に日本画のご進講や献画などを行っています。大観の場合もGさんの場合と全く同じことなのです。共に物事を気にし過ぎるという森田療法でいう「ヒポコンドリー性基調」の性格の持ち主の二人が、それぞれ緊張した場面に出会って注意が、この場合は尿器官に向き尿意をもたらす感覚が敏感となり、敏感になれば又、尚更、注意がそこに向き「注意」と「感覚」の悪循環に陥り、とらわれてしまったわけです。

森田先生の言われるところの精神交互作用説により神経症が発展していく過程が、よくお分かりいただけるものと思います。

（三）創始者、森田正馬の人生と森田療法

このすぐれた森田療法は森田正馬先生の歩んだ人生を知ることによって、より理解

が深まると思います。先生は九歳と言いますから小学校四年生の時になりますが、お寺で地獄絵を見て「死の恐怖に怯えた」と言う、極めて神経質なお子さんでした。中学校、高等学校、大学時代と、この間続けて、今よく言われるパニック障害をはじめ、その他、数々の神経症状に悩まされます。東京帝国大学医科大学、今の東京大学医学部を卒業され、自分の目指した当時としては数少ない精神科医となり、小学校から始まって大学卒業までの長い間、悩まされ続けた数々の神経症から漸く解放されます。

又、先生は四十歳過ぎまで、何とかして「死の恐怖」からの脱却を試みるのですが、最愛の一人息子の正一郎さんとの死別、可愛がっていた弟の徳弥さんは日露戦争で戦死等、大事な身内の人を次から次へと失うという悲しい喪失経験も加わって、「死は恐れざるを得ない」という結論を得ます。又、もともと病弱な体格の持ち主であった先生は既述の通り四十六歳の時に、「反復性大腸炎」という病気で、生きるか、死ぬかの瀬戸際の大病にかかり、七十日余り病床に臥さざるを余儀なくされます。その時、先生は「人には、人間には、生きたい」そして、その上、更に「よりよく生きたい」という強い「生の欲望」があることに初めて気づかされます。

然も先生は、これらの「死の恐怖」と「生の欲望」は単独で別々のものではなく、コインの裏表の如く一体のものとして把握されるのです。もともと、「生の欲望」の強い神経質者であれば、その反面としての「死の恐怖」も必然大きくなる、「生の欲望」が小さければ当然「死の恐怖」も小さくなると、「死の恐怖」というものは、よりよく生きたいという「生の欲望」の裏返しであると言われるのです。今、現在、多い種々の不安恐怖、不安神経症というのは、より安全に生きたいという人間本来の「生の欲望」と一体として把握されるのです。

　私の悩んだ赤面恐怖なら、それは人に軽くみられたくない、馬鹿にされたくない、より立派な人間になりたいという強い「生の欲望」の反面として考えるわけで、従って、先生の精神療法は単に神経症の治療のみにとどまらず、人間の「生とか」「死とか」、即ち、人間は「どう生きるべきか」というダイナミックな内容にその主流が大きく移り変わっていくのです。ここらあたりは、浅学な私では十分表現ができませんので、現在、日本女子大教授で我が国の森田療法の第一人者である北西憲二先生のお力をお借りしたいと思います。一部は修正し、私の言葉の挿入もあります。

先生は同じく日本森田療法の第一人者で現在、東京慈恵会医科大学教授の中村敬先生とお二人でミネルヴァ書房から『森田療法』という書名のかなり分厚い本を出版されています。その中で北西先生は十三ページから十四ページに亘って森田療法の基本的な理論（一）「森田の『生老病死』と治療理論」の見出しの下、次のようにお書きになっておられます。「森田の人生を刻印するものは生きることをめぐる『葛藤』、『苦悩』です。それは先ず特別な子として生まれ、九歳からの『死の恐怖』へのとらわれから始まり、父への葛藤として自覚し、社会化の過程として多彩な神経症症状で苦しむことになります。彼は青年期に『いかに死を恐れないようにするか』という一貫したテーマで東洋思想を読みあさり、さまざまな宗教的な癒《いや》しを試みました。それが彼をして将来、精神科医を、そして精神療法家を目指させることになり又、彼は『(死の)恐怖を恐怖しない』というテーマから、父からの自立、精神療法家としての成功、死に直面した病い、そして喪失（息子の死）という自らの人生の苦難を乗り越えたことで『(死の) 恐怖は恐れざるを得ない』という自覚に達したのです」と、お述べになっておられます。

この点は、シャカが何一つ不自由のない身でありながら、四つの人生苦、即ち、「生きる苦しみ」、「老いる苦しみ」、「病による苦しみ」、「死ぬる苦しみ」を脱するため、出家し、六年間の苦行と思索瞑想の末、これらの人生苦はどうすることもできない。人間として生きる上での当然受ける苦しみだと悟られるわけです。正馬の自覚は正にシャカの悟りと全く同じ内容のことだと思います。

更に北西先生による論述を続けます。「森田療法の治療理論は明らかに彼の人生の経験、世界への関わりと深く関係します。そしてさまざまな挫折、喪失体験を通して森田の理論は、神経質の精神病理（ヒポコンドリー性基調）、から次第に『欲望』と『恐怖』の関係というダイナミックな観点へと移っていきました。森田療法はここで神経質（症）概念を超えて『生きること』に関係した私たちの苦悩、『生老病死』を取扱いうる精神療法へと大きく発展する可能性をもつことになったのです」と、言われ、続いて次のように論を進めておられます。つまり、生きることは、必然的に恐怖を伴います。その自然な恐怖を「操作」しようとする時に、私たちは苦悩の深みにはまっていくのです。いわゆる、生き地獄と云われる神経症へと発展するわけです。これが「我に執着した生き方」、「我執」です。と、我執とは東洋でいう「自然に反した生き方」です。

「では、『自然に生きること』とはどのようなことなのでしょうか。それについては東洋では確固たる人生観、世界観をもっています。その人生観・世界観は中国の老荘思想とほぼ重なります。つまり『小我』を捨て自然に随順し、本来の生き方をつかむこと、即ち、『大我』に生きることであります。ここに森田療法の骨格をなす東洋的な自然と生きることの理解が存在します」と。「大我」に就いて辞書に拠りますと（「大辞林」では「だいが」とも）①（仏）悟りによって得られる絶対に自由な在り方。真我。②（哲）利己的な立場を克服し、より広く公共的な立場をとる立体性。「新選漢和辞典」では（哲）①宇宙の本体②（仏）小さな自己の狭い見解や執着などをはなれて自由自在の働きをする悟りの境地と書かれています。

以上、北西先生がお述べになっておられるように森田療法という精神療法は単に「神経症の治癒理論」のみならず、それを超えて「人間の生きること」、「老いること」、「病むこと」、「死ぬること」、即ち、「生老《しょうろう》病死」という苦悩をも解決する内容へと大きく発展していくわけです。六、の「赤面恐怖からの脱却（我執の病理からの開放）」のところで書きました明念倫子さんにも再度、登場を願うことにします。明念さんの場合はガス栓を閉めたかどうか、それが不安となり、その「不安」を取り除くため、ガス栓が確かに閉まっているかどうかの確認行為をくり返すという、苦しみに陥ります。ここでも先に述べた神経症の本質である「とらわれ」の落とし穴にはまります。そして、その苦しみから脱却しようとして、もがけばもがく程、先にも書いたように、いわゆる禅の言葉にある「繋驢桔」と同じく杭につながれた驢馬が、逃げようとして焦って、ぐるぐる回るほどますます杭にくっついて、動けなくなるように自分で自分の首を絞めつけるという悲劇に陥ります。記述の通り、明念倫子さんは若くして、ガス栓の確認行為を繰り返すという苦しい強迫神経症に陥りましたが、森田療法によって見事に立ち直られます。その生々しい体験記が『強迫神経症の世界を生きて』なのです。

この本の「あとがき」には次のようなこともお書きになっておられます。「現在、強迫神経症で苦しんでいる人は、一説によると米国では五百万人とも言われているくらいですから、我が国でもかなりの数であることが想像できます。こうした人々に是非、すばらしい『森田療法』と出会ってほしい、という強い気持ちがこの本の出版につながった」。更にこの本の記述を続けますと、この本の最終、即ち、エピローグ「神経症」を超えての中の百九十七ページでは明念倫子さんは次のようにもお書きになっておられます。「いつの頃からでしょうか。私は人生の苦悩というものは、おしなべて『とらわれる』ことから生まれるものであり、そうであれば、強迫観念との格闘を通して得られた『とらわれからの開放』という体験が、そのまま人生上の生きる上での苦悩を解く鍵になるのではないか、と思えるようになったのです」。そして、「ああ、そうであったのか、あの強迫症の悩みが、人生苦からの解脱という『普遍的な問題』とつながっていたのか。強迫行為に彩られた私の半生にも意味があったのだと、そう思うと、たとえようのない悦びで全身が満たされました」と、「二十代で味わった（強迫行為）というハンデが、このような深い実りをたずさえていたとは、当時の私には知る由もありませんでした。それだけに、現在、私と同じように強迫行為で苦しみ抜いている若者に出会うと、どうか、あきらめないで、その悩みを通して人としての『生き方』を豊かにする道を探っていただきたいと、声をかけたくなってしまうのです」。

　と、又、一九九ページの「森田療法との出会いがもたらしたもの」のところでは更に次のようにもお述べになっておられます。森田療法では、「不安は欲望の反面である」という考えを取っています。つまり、不安となって人を苦しめているものは、実はその裏に「もっと向上したい。よりよく生きたい」という「強い生の欲望」が隠されていると見ているからです。このような欲望と不安の関係は、いわば光と影の関係でした。ただ、ひたすら、受け持ったクラスの子供たちを少しでも「よくしよう」、「何とかよくしたい」の一心の毎日の教育活動でした。これを「大我」に生きるというのでしょう。五十五歳で経済的理由により止む無く学校を退職し、自分で小学生を対象とした学習塾を十五年余り続けます。その間、此処でも多くの有能な人材を数多く育て、世の中に送り出しています。一方、個人的事情でマンション暮らしを始めます。そのマンションは四十二世帯あり、やがて理事長という役職の当番を引き受けることになります。一年経って理事長の最後の仕事の総会行事も行います。対人関係の弱い私、やはり不安はあり、緊張しましたが、逃げずに総会をやり遂げることができました。これも森田療法のおかげです。その時は既に六十四歳の年齢に達していました。その六十四歳の或る日、ふと、自分の「純な心」に気付くのです。やっと、先生の言われる、又、岩田真理さんの言う森田療法とは「純な心」で生きることなんだ、森田正馬先生が私たち神経症者に分からせようとした「最終の目標」に漸く到達することができたのです。私の場合は自分が長く求めていたものは「ははぁ、これだったのか」、森田正馬先生が私たち神経質者に教えようとした「純な心」とは、このことだったのかの程度で、特別な感動はありませんでした。

一方、『森田正馬が語る森田療法』をお書きになった岩田真理さんは自分の「純な心」に気付いた時の大きな感動的場面を次のようにお書きになっておられます。同著あとがき「森田療法と私」の二百四十六ページですが、「もしかしたら私の記憶の傷は〝なすべきをなす〟だけでは、消えないのではないか、それが現在の困難を招いているのではないかと思い始め、思い切ってカウンセリングを受け、現在の問題も含め、過去のことについても聴いてもらうことを始めました」と、続いて二百四十七ページですが、「自然な自分でいること、純な心を感じること、そんなことを頭に浮かべながら、このカウンセリングで、ミーティングを聞いていたある日、私はささやかでありながら、劇的な体験をしました。自分とよく似た人の例を聞きながら、突然、私は自分の奥底から悲しさが湧き上がってくるのを覚えました。それは、私のなかで何十年もの間おさえつけられていた悲しみでした。『私よりももっと大変な人がいる、だからこんなことで悲しんではいけない』『過去のことを嘆かずに強く生きなければならない』そういう様々な制約の下で窒息していた感情に私は揺り動かされました。そしてそれだけでなく、不思議なことにそのとき、私は他の苦しんでいる人たちに、今までにない『共感』を覚えたのです。それこそが私の『純な心』でした。比較や価値判断に侵されることのない、ほんとうの感情でした。それから私は理解したのです。私は『過去を問題にしてはいけない』という『かくあるべし』に長い間とらわれていたのだと。その方が自分にとっては楽だったから、自分の激しい感情や過去の事実に直面したくなかったから、この『かくあるべし』を大事にして生きてきて、自分にとって重要な人との関係をたなあげにし、そのこともあって現実の困難にはまったのかもしれない」

ここらあたり、神経質な私も、そうではない普通の性格の岩田さんも神経症発症の原因である「かくあるべし」というとらわれは同じことのようです。

　岩田さんはその後、この本を書くために『森田正馬全集』を読み直しているときに、「私は正馬が『神経質の人は親も恨みがちであるが、感情は自由なのだから恨みたいときは恨んでいてもいい』といっていることや『もしフロイド説と余の説との間に、一致点を求むるならば、フロイド説の幼児に於ける感動事実が、神経質という性格を構成することになったと言えば言える』などという言葉を見つけ、正馬が『過去を問題にするな』等という教条的で無理なことを、どこでも言ってはいないという確信を得ました。過去も現在も含め、どんなことも「自然」でいいのです。それが森田療法なのです」と見事な文章をお書きになっておられます。森田正馬先生が、森田療法が目指したこの「純な心」で生きることは、全く「自由な心」の世界なのです。無為自然な世界なのです。

　私にとりましては、正に天国の世界へ導かれたわけです。冒頭に書きましたように、私の今の健康体は九十歳になっても多くの人が指摘するように六十代の人間に見えるとか言われるのです。多少のお世辞を差し引いても年齢以上に若く、アクティブな人間に見えることは間違いないようです。人生は短い。あっという間の九十年間でした。

森田療法と歩み、森田先生の心のご指導を受け続けた人生でした。しかし、振り返ってみて森田療法の真髄である「純な心」に気付くまで長い年月を要しました。森田療法の人生から教わった言葉を繰り返しますが、そのキーワードの一つである「生の欲望」に辿り着くのが、再度、産代教師になって学校へ復帰した五十一歳の時。若くして、教師になったのが十九歳、この頃から赤面へのとらわれが始まるわけですから差し引き三十二年間を要しました。そして、最終目標の「純な心」に気付いたのが六十四歳。これから十九歳を引くと何と「四十五年」という長い、長い年月となります。

しかし、考えてみれば人生というものは、こんなものなのではないでしょうか、先に記述の如く元、国立九州大学教授の田代信維先生は、その著『新版 森田療法入門』の中で、私は森田療法を「自己実現療法」と呼びたいとおしゃっておられます。普通、自己実現には長い時間が必要なのは私一人ではないと思います。現在、社会問題になっている高齢者のうつ病患者の増加にみる如く、死に到るまで精神的な問題に悩まされ続けている人もかなり多くおられるのが実情ではないでしょうか、私が「純な心」に気が付いて、アッという間の十八年、その間、何というすばらしい心の安泰を得た毎日でしょう、正に天国、死ぬ前に極楽浄土に到達したわけです。全く森田先生の創案された「余の特殊療法」即ち森田療法のおかげなのです。感謝してもし切れません。

それにしても岩田真理さんはすごい人だと思います。ご自分で告白されているように、私たちのような神経質者ではありません。ですから、勿論、神経症の体験はないと言うことです。しかし、やはり、一人の人間として過去の成育歴の中で、ある事に深い悩みを持ち続けておられたようです。しかも、その解決は、私のように森田療法ではなく、他の精神療法（カウンセリング）によって見事に解決されたと、ご本の中に記述されています。神経症者の自助組織の「生活の発見会」の事務の責任者をされる前の二十歳の前半の時、出版業界では森田療法の本を一番多く発行されている白揚社にお勤めの時、『森田正馬全集』の編集に携わったのが森田療法との出会いであったともお書きになっておられます。今は森田療法の専門家として、水谷啓二先生の長女の比嘉千賀先生の経営されているクリニックで臨床心理士としてご活躍されていましたが、最近は独立され、ご自分でセラピールームを経営されておられるようです。見事に森田療法の真髄を発見されたことに深い敬意を表したいと思います。

森田先生が森田療法を完成されたのが一九一九年（大正八年）ごろですが、それまで先生ご自身、さまざまな神経症に悩まされ続け、悪戦苦闘の末、二十年間の歳月をかけ、このすばらしい森田療法を確立されました。その真髄は岩田真理さんのおっしゃる通り、森田療法とは、自分の「純な心」に気付き、自分の「純な心」で生きることだと教える精神療法なのです。私は繰り返しますが、それに気づくのに四十五年間かかりましたが、凡人であった私、アイデンティティの確立には多くの歳月を必要とすることも事実だと思います。何れにしろ、この世に生を得ている間に森田療法を身に付けることが出来たことは私の人生にとってこの上ない最高の喜びと致すところでございます。繰り返しますが、森田先生にいくら感謝しても感謝し切れません。

ここで改めて岩田真理さんの「純な心」の記述箇所のエッセンスを書いてみたいと思います。私がこうして、この作品を書くために、岩田真理さんのお書きになった『森田正馬が語る森田療法』を繰り返し読む中に、この本は、何とすばらしい本だと改めて感じたものです。同書百六十七ページ、十一、「純な心」「ありのままの感情をうけとめる」の冒頭の部分ですが、さて、これまで森田正馬先生の体現した思想を見てきたが、ここで彼が自らの治療の「核心」部分をどう語り、どう指導したか、正馬自身の言葉を辿りながら見ていこうと書かれ、次のように文を進めておられます。森田療法の概念の中で、重要でありながら理解しにくく、あまり論じられることのないのが「純な心」である。この「純な心」の体得は、森田療法の一つのゴールでもあり、また核心でもある。そして続けて、他の概念は頭で理解できるし、実践で体得できるものだが、この「純な心」は感情であり、理屈先行になりがちな人には、なかなか掴みきれないし、治療者にしても、この概念を悩んでいる人に伝えるのは難しいことではないだろうか、と、おっしゃっておられます。

そして、更に続けて、しかし、この「純な心」を体得しなければ、「真の森田療法」を理解したとは言えないだろう、と厳しく言われ、これは、それくらい重要なポイントであり、悩む人だけでなく、どんな人にも気づきを与えてくれる貴重な示唆を含んでいると、そして私たちを「本当に楽に」「自然に」、生きやすくしてくれるのがこの「純な心」であり、それによって、私たちは、より深い「共感」の世界にも導かれる。しかし、「単純」で「原初的」であるが故にかえって掴みにくい言葉だとおっしゃっておられます。

つづいて岩田さんは、森田正馬先生は、この言葉で何を言おうとしていたのだろうかと、自問され、森田療法の「本質」を鋭く理解されています。先に書いたように、森田療法の本に、この「純な心」の例として先生が挙げていらっしゃる一つです。

それは一入院患者が飼っていたウサギが、一寸の油断で野良犬に噛み殺された事件で、患者が、入り口の作り方が悪いとかの自己弁護をした時のことです。途端にそこに居合わせた人たちも、吃驚《びっくり》するほどの強いお叱りのお言葉を受けるのです。この先生の「きついお叱りの言葉の意味は何なのでしょうか」患者の言った責任回避の表面的なことでもなく、なぜ、「可哀相なことをした」と、思わないのかと言うことなのです。先生は、「言い訳をするな」とは言わない。「今後注意しなさい」とも言わない。先生は、ただ「ウサギが噛み殺された」という事実を見たときの「感情」に、患者の目を向けさせる。「ウサギが可哀相だった」「それこそが一番大事なものなのだ」と。これこそ、先生の目指した「純な心」そのものなのです。極めてたやすいことなのです。とっさに叱責を恐れて、自分をかばう言い訳でもなく、罪の意識からの謝罪でもない。噛み殺されたウサギの「痛み」を思い、世話をしていたものを失った自分の「口惜しさ」と「悲しみ」を感じる。「ただ、それだけでいいのだ」それが「純な心」であり、「それがすべてなのだ」。私たちは、ともすれば後からついてくる理屈「自分の責任だ」「謝らなければ」「犬が入り込めるようにしたのは誰だ」「何でここに犬がいるんだ」等々に、惑わされ、その瞬間の「感情」を見失う。これは、もう、一瞬の中に湧いてくる考えなので、たいていの人間は、この「純な心」など意識できない。噛み殺されたウサギを見た瞬間の背筋が寒くなるような感覚は、すぐに他の思考にかき消されてしまう。殆んどの人がそうだろう。それも又、自然だし、致し方ないことなのだ。私たちの頭脳はそういうふうに働くようになっているし、私たちは、そういうふうに育てられているからである、と。そして、なぜ先生は入院患者に「純な心」を気付かせようとしたのか、彼の中でこの事件が、失敗したという自己嫌悪、罪の意識、反省ということで済んでしまう時、それは、結局は彼の頭の中に棲む「かくあるべき自分」「理想の自分」を肥大化させるだけで終わってしまうからだ。そんな時にもう、彼の心のどこにも「ウサギ」はいない。ウサギに対する「愛情」も見失われてしまっている。ただ、あるのは「理想の自分」を守ろうとする必死の努力だけである。何かあると、必ずこのような思いにとらわれてしまう観念的な人たちの心を、即ち、神経質な人たちの心を、その観念から解き放つため、森田先生は「純な心」の指導をしたと言います。きちんと、自分の「感情」を感じることのできない人は、他人の心の痛みにも「共感」できません。

主義や道徳律などから事実を見て解釈し、分かったように錯覚することを森田先生は一番嫌いました。観念や「こうしなければならない」という思いでなく、自分の「感情」を通して、じかに刻印されたことは、心の奥深くに沁み込み、同じような機会に又、蘇って人を共感的な人間関係に導き、行動を「適正」な方向に向けるのであると、言葉や観念を偏重する現在の教育が子供たちの心を歪めていることは右のようなことからも容易に理解できると言います。先生は、「余の特殊療法」は、森田療法は、我が国教育の「やり直し」であると、よく言われていたようです。

いじめ・不登校、引きこもる多くの若者等々、心の危機を迎えている現在の我が国教育の再生の為にも、心ある教育に携わる人々は、森田先生が強く主張されたこの警告に深く耳を傾けるべきです。長く教育に携わった私ですが、観念論の強い教育は「真の教育」からは全く程遠いと思います。今から百年位前の大正時代に既にこんなことを言われた森田先生の先見性にはただただ驚くばかりです。

他人の感情や自分の感情を認め、豊かな「感情的基盤」をもち、相手と「共苦」、「共感」する能力が育てられれば、「思いやりを持ちなさい」と何百回も言い聞かせられた子より、「思いやりのある子」に育つだろうと、「純な心」の大切さを森田正馬先生は九十年も前から警告されていたと、更に岩田真理さんは「純な心」と言われて間違いやすいのは「純な」という言葉に引きずられて、この感情を「良い」感情だと解釈することだと言われます。正馬先生は「純な」という言葉で「美しい感情」「良い感情」という意味のことを表現したわけではないのです。

先生は、理屈などの夾雑物などが入り込まないという意味で「純な」という形容詞を使っている。だから、事に当たって「感じる感情」が、自分の価値観では「イヤだ」、「醜い」と思うものでも、それが「純な心」なのだ。感情に「是非」、「善悪」はない。それはただ湧いてくる自然現象なのだ。「恐怖」でも「不安」でも、「憎しみ」でも、「嫉妬」でも、そのまま感じればいい、そう、森田先生はおっしゃっておられると、注意深く、森田療法の「本質」を間違わないよう説明されています。再度の引用になりますが、岩田さんは、「あとがき」の二百四十七ページで、私は、自分の悩みを解決するためカウンセリングを受けていた或る日のミーティングで自分と同じような苦しみを発表されていた人の話を聞いている中に自分の「純な心」に気付いたと、それと同時に、自分と同じように悩みを抱えている人に対し、今までにない「共感」を覚えたのが、この本を書くきっかけになったとお書きになっておられます。私も長い間の神経症の苦しみの中から漸く森田正馬先生の目指した精神療法の核心であり且つ、最終の目標である「純な心」に気付くことができました。この「純な心」に気付くことこそ、森田療法のゴールであり、この精神療法の治療の核心だと固く信じています。

八、森田療法の最終目標である「純な心」のもたらすもの——松下幸之助（素直な心）

続いて森田療法のゴールであり、その治療の核心である「純な心」のもたらすものに就いて述べてみたいと思います。「純な心」のもたらすものの効用を順に書き連ねてみます。第一に挙げられるのが人の心の「安泰」ということです。この人の心の「安泰」ということは、今までの既述の中でも何回か触れていると思います。この「純な心」ほど、人の心の「安泰」をもたらすものはないと確信しています。

人間、誰しも、健康で長生きをしたいという願望は極めて強いと思います。この森田療法のゴールである「純な心」ほど、人の心の健康にプラスするものは他にはないと思います。二、の「精神の身体に及ぼす影響の大きさに就いて」のところで五つの事例を挙げて述べた通り、特に今日、これも先に書いたように、十四年間も続けて、年間の自殺者が三万人を超すという社会の現状は、どう見ても正常ではありません。

今年に入ってからも一日に百人近くの多くの人が自ら尊い自分の命を絶っていると言われています。平成二十三年六月十一日（土曜日）の朝日新聞の朝刊ではかなり大きな見出しで、東日本大震災の影響もあってかどうか、はっきりはしないが平成二十三年五月の自殺者数は三千二百八十一人で、前年同月に比べて十八パーセント増とあります。これを三十で割ると、一日当たり百九人となり、ゆうに百人を超えています。

　このような超ストレス社会に於いて、先ず、心の健康、精神的な安泰は健康のための必須の条件でしょう。心の健康によって身体の健康も、同時に十分維持されると思います。心の安泰をもたらす、この「純な心」は気付いて分かってみれば、極めて容易なことなのですが、岩田真理さんもおっしゃる通り、これも再度の記述となりますが、あまりにも「単純」で「原初的」なため、実際に、このすばらしい「純な心」に気付き、味わったことのない人には、なかなか分かりづらいことかと思います。

　私が森田施設で最初にお世話になった、京都の三聖病院の初代の院長であった宇佐玄雄先生は先に述べた通り、この森田療法のことを「自覚療法」と呼んでおられますが、これは、森田理論の本質は「純な心」に気付くこと即ち、自覚するという面から見ると極めて適切なお言葉だと思います。さすが、禅僧でもおありの先生だなと思います。この「純な心」に就いて、度々引用している岩田真理さんのお書きになった『森田正馬が語る森田療法』の「純な心」の項目の最初の方で、岩田さんは、この「純な心」によって私たちは本当に「楽に」「自然に生き易くしてくれる」と、お書きになっておられます。

続けて、岩田さんはこの「純な心」によって私たちは、より深い「共感」の世界にも導かれるともおっしゃっておられます。他の人と共感する悦びは、何者にも代えられない豊かな人生を齎します。私たちの生活をより豊かにし、人生に生き甲斐を与えてくれるものと思います。

続いて「純な心」のもたらす二番目のものです。更にすばらしいことに、この「純な心」で出発した場合、少し、オーバーな言い方かもしれませんが、「人類の進歩・発展」に大きく貢献すると言うのです。森田先生の代表作『神経質の本態と療法』の中で先生は、そのことを、あの世界の発明王、エジソンの例を取り上げて次のように分かり易く説明されています。

「純な心」とは私たちの「本然の感情」であって、この感情の厳然たる事実を、いたずらに否定したり、ごまかしたりしないことである。私たちは、まずこの事実を基として「発展・進歩」するのであって、善悪、是非の標準を定めて、その後でこれにのっとるという「理想主義」ではなく、又、自分の気分を満足させるという「気分本位」でもないと言われます。そして、今、私たちが何か仕事をする時、例えば「嫌なこと」「面倒なこと」に「そのままの心」即ち、「純な心」から出発した時には、そこに必ず「軽便」「迅速」「有効」にしたいという工夫が起こると。あの発明王エジソンは、重い小包を運ぶのが「いやさ」に、軽便な「小車」を工夫し、又、汽車の車掌であった時には、「当番交代の時間」を無駄に待つことが、「いやな」ために、「目覚まし時計」を発明した。これらは全てエジソンが重い物を運ぶのは「いやだなあ」、当番の交代時間を無駄に待つのも「いやだなあ」という、この「純な心」から出発して、初めて出来ることである、と。この森田先生のお言葉に私は「なるほど」と思います。

　これに反して「理想主義」の人は「努力」「忍耐」であらねばならぬ、「嫌い」とか「面倒」とか思ってはならぬと考えます。先生はこの「純な心」を否定するようなことを「思想の矛盾」とか、禅でいう「悪智」と呼んで、厳しく戒めておられます。こういう精神は、いたずらにその感情を否定せんとする「不可能な努力」の為に費やされて、「自己を切り開いていく」という方面に少しも発展しないと。

　これと同じようなことを言っておられる人がいます。あの世界的な企業経営者で、現、パナソニックの創業者の松下幸之助さんです。松下幸之助さんは、ご存知のように小さな町工場から始めて、今のような世界的な大企業へと会社を育てあげた人です。自分の歩まれた多くの人生経験の中から、多くの有益なお話を後世に残され、それが書物として出版されています。ＰＨＰ総合研究所編著で、『松下幸之助が直接語りかける仕事で大切なこと』と題して全十話の松下さんのお話を平成二十年五月二十六日付で発行されています。その中の一つに、昭和四十三年十月二十四日の日に新入社員を前に「素直な心」というテーマでお話をされています。その場で、松下さんは功徳《くどく》として「素直な心」の必要性を繰り返し説いておられます。「素直な心」によって「失敗のない」「間違いのない」企業経営ができるというのです。

　松下さんはこの「素直な心」を基にして企業経営をした結果、今のように松下を世界的な大企業に発展させることが出来たと言われるのです。ＰＨＰ総合研究所の編著者はこの話を要約して、松下氏の言う「素直な心」とは、自分の「利害」や「感情」、「知識や先入観」など、あらゆるものにとらわれず、物事を「ありのまま」に見ようとする心だとしています。私はこの「ありのまま」の心とは森田療法の「真髄」である「あるがまま」の心と同じだと思います。編著者の話の要約を続けます。そのような心で見れば、物事の「実相」が掴め、経営を行うにも、人生を歩むにも、間違いがないと言われるのです。

　森田正馬先生は「純な心」で出発する時は先の世界の発明王エジソンの例のように、物事がうまく発展していくとおっしゃっておられます。森田先生のいう「純な心」と松下幸之助さんのいう「素直な心」は、とても、よく似かよっていると思われます。厳密に言えば、多少の違いはあるかも知れませんが、とてもよく似ている言葉だと思います。

　何れにしろ、世界で画期的な精神療法の創始者である森田正馬先生は、既述の如く人類発展の為の基をなすものは、「純な心」によって齎されるものだとおっしゃっておられるし、又、世界的な企業経営者で、物づくりで大きな社会貢献をされた松下幸之助さんは企業経営発展の為、「素直な心」の必要性を説いておられます。一人は精神医学者、もう一人は世界的企業の経営者と、大きく貢献された分野は異なりますが、共に偉大な人物であることには変わりがありません。

　偉大なお二人の発せられた「純な心」と「素直な心」とは、とても相通ずるものがあると思います。

　次は「純な心」のもたらす効用の三番目のものです。五、の「森田療法で治るとは（森田療法の目指すもの――純な心――）」のところで「純な心」の説明として森田先生は、皿を落として割った場合と、飼っていた兎がちょっとした油断の隙に野良犬に噛み殺された例で話されていましたが、先生は、いずれも「純な心」で受け止めた場合、「二度とそういう失敗を繰り返さなくなる」と、言われています。

　先生の代表作『神経質の本態と療法』の百十九ページですが、その内容を書いてみます。例えば、私たちが誤って皿を落として砕いた時に、思わずこれを取りあげて、継ぎ合せてみることがある。これは「惜しいことをした」という「純な心」である。つぎ合わしたとて、壊れた後では元のようになるはずはない、バカげたことである、というのは「純な心」でなくて「悪智」である。この「純な心」そのままであった時には、次の時間には、この残念の心も念頭から離れるのであるが、他日、再び皿などの壊れやすい物を取り扱う場合に「電光」のように前の砕いた時の経験が再現して、「その物の置き方」「取り扱い方」に対する適切な工夫ができるようになると、これに反して、皿を割った時に、主人に対して「どうすればよいか」「人から笑われはしないか」などと考える時には、思想は、それからそれへと続いて、何時までも念頭から離れない。このような心の場合には、又、同じ事をする時、「注意しなければならない」「気を落ちつけねばならない」とか、左右を見まわし、ハラハラした落着きのない心のために、「又、同じ過失を何度も繰り返すようになる」と言います。指先などにはれものがある時、その痛みをかばうために、かえってしばしば物につきあてることの多いのも、これと同じ心理である、と。少し分かりにくい面もありますが「当てまい」、「当てまい」、とするとかえって、当ててしまうということでしょうか。私たちは、意識すれば、する程、行動がぎこちなくなり、体で覚えた無意識の世界では、スムーズに事が運ばれるという意味かと思います。

続いて森田先生の「純な心」の二例目です。又、例えば、兎の世話を受け持って、その兎が思いがけなく犬に噛み殺されたとする。この時、「可哀相に惜しいことをした」「犬め、憎らしい奴」と思うのは「純な心」であると言います。この時、もし、「自分は責任を欠いた」「人から不注意、不真面目なものと認められはしないか」と考える時には、すでに「悪智」である。この「悪智」の心から出発する時には、自分はこりたから兎の世話は止めようとかいうことになる。これに反して、「純な心」から出発した時には、自分があれほど注意したのに拘わらず、間違いが起こったのだから、他の人にやらせたら不安心でならない、ということになり、益々、これに対する工夫が発展するようになるのである、と。このような「純な心」と「悪智」の相違は、ただ体験によらなければ、言葉の上の説明ではなかなか会得しがたいところである。そして、この純な心は、隔離生活において、周囲に対する気兼ねや、わずらわしさを離れ、善悪、是非とかいう理想的の予定を没却して、こだわりのない自分自身になった時に、初めて体験されることであって、この療法の進行中に次第々々に会得されるのである。

と、述べておられます。

更に「森田療法とは何か」と、鋭く捉えられておられる岩田真理さんの言葉を、その著作よりお借りすれば、「観念」や「こうしなければならない」という思いでなく、自分の感情を通して、じかに刻印されたことは心の奥深く沁み込み、同じような機会には、また蘇って行動を「適正」な方向に向けると書かれ、更に森田療法のゴールであり、治療の核心である「純な心」のもたらす素晴らしいものに就いて、ご著書の百七十八ページですが、又、感情そのままである時「純な心」ということと思いますが、それを深く感じたとき、人は普遍的な共感の世界にたつことになると言います。人間として共に感じ共感して生きていくというのは、既述の通り、こんな素晴らしい精神生活はないと思います。これに関連して「純な心」と「教育」に就いて、更に論を進めておられます。細かく分けて、「純な心」のもたらす四番目の効用となります。

今日、望ましい子供像として「思いやりのある子に育って欲しい」と、そう願う親は、とても多いと思います。岩田さんは、森田療法のゴールであり、その核心である「純な心」が、この親の望む「思いやりのある子」を育てる上で、とても大切だと言われています。「言葉」や「観念」に偏重する現在の教育が子供たちの心を歪めていることは、森田先生が語られる多くの言葉から容易に理解できると、「標語」や「観念」でなく、「感情を育てるのは別に難しいことではない」と、思うと言われ、例えば、もし、未だ、幼い自分の子が公園で、よその子をぶったとする。その時、親は子供にどう言うだろうか、「○○ちゃんをぶったらダメよ」と叱るのが普通だと思う。けれど、子供の心に届きそうな言い方をするとしたら、多分、「○○ちゃん、ぶたれて痛かったよね」と、いう言葉になるだろう。と、子供は自分の「痛い」という経験を想起し、おおげさに言えば、自分のぶった相手と「共苦」することができる。それから先の判断（ぶってはいけない）は、子供自身が決めることなのだ。

「ぶったらいけない」「喧嘩をしてはいけない」と叱っても、子供の心にはただの言葉としてしか届かない。他人の感情や自分の感情を認め、豊かな感情的基盤をもち、相手と「共苦」、「共感」する力が育てられれば、「思いやりを持ちなさい」と何百回も言い聞かせられた子より、思いやりのある子に育つだろう。「人に親切にしましょう」「暴力はいけません」というような標語を道徳と称して子供に説教する。それが教育というものだと、私たちは普通思っている。

しかし、森田正馬先生はこのような教育の弊害を既にもう、七十年以上も前から警告しているのだと書かれています。先生が、私の精神療法は、いわゆる森田療法は、我が国教育の「やり直し」だと、おっしゃっておられた意味がよくお分かりいただけるかと思います。何と示唆に富んだ言葉でしょうか、私たちのように教育に携わる人間にとって心すべき、とても大切な子育ての指針だと思います。私は、今後の活躍でこのことを取り上げ、多くの子育て中の母親にこの事を強調してみたいと思っています。以上、述べたように「純な心」の齎す素晴らしさは大変なものです。その大変なもの、森田先生の「余の特殊療法」、即ち森田療法は、「純な心」を目指す治療法であり、そして大変な果実をも齎す精神療法だということができます。

九、仕方がないという生き方（土居健郎著『続「甘え」の構造』・水谷啓二追想録編集委員会編『あるがままに導かれて――森田療法の伝道者水谷啓二と共に』）

先般、お亡くなりになった土居健郎先生は、我が国の精神分析の巨匠と言われたお方ですが生涯に亘って「甘え」に就いて研究をされました。先生の「甘え」の理論は、「森田療法」と「精神分析」のいいところをかけ合わせて出来た理論で、二十一世紀の精神医学に新風を齎すと言われています。このことを、ある森田関係の本で知ったのがきっかけで、私は、先生が最後にお書きになった『続「甘え」の構造』の本を購入しました。購入したのが平成十四年十二月二十四日ですから、やがて、もう九年になろうとしています。精神分析の知識の乏しい私にとって、この書物はとても難解なものでした。

元々、精読型の私ですが、この本くらい、何回も読み返したのは、私の読書歴の中にありません。読後の感想をメモ書きにするのも私の癖の一つですが、それに拠りますと、最後が、十九回目で平成二十二年二月二十日の土曜日となっています。そのメモの内容は「未だ理解の不十分なところあり」と、なっています。第十七回の読了が平成二十一年十二月十二日の土曜日で「とても高度な内容、しかし再読に値する」と、第十八回の読了が平成二十二年一月十五日の金曜日で「未だ十分ではない八十パーセントから九十パーセントの理解」となっています。先生の最後の本ですから「甘え理論」の集大成と言ってもいいと思います。『続「甘え」の構造』は弘文堂から出版され、本の「帯」には〝飛躍、日本の「甘え」から世界の「Ａｍａｅ」へ、名著誕生から三十年、大きく育った「甘え」理論の決定版〟と書かれている通り、同書の「はじめ」のところでも著者の土居健郎先生は次のようにお書きになっておられます。

『「甘え」の構造』は一九七一年（昭和四十六年）に初版が出て、爾来、ずいぶんと版を重ねてきた。それは著者である私の予想をはるかに超えるものであった。次いで一九七三年には英語に訳され、その後フランス語・ドイツ語・イタリア語・韓国語・中国語・インドネシア語・タイ語と次々に訳されて広く海外でも読まれるに至った。

まさに著者冥利に尽きます。

云々と、かように、この本はひとり日本の読者層のみならず、広く世界各国の人々に読まれています。さて、前置きが長くなりましたが、土居先生は同書即ち、この、『続「甘え」の構造』の「締めくくり」として最もふさわしいと言われて最終の第七章を「二十一世紀の日本に向けて」と題して記述されています。第一章から第六章まで先生の集大成としての「甘え」理論を展開なさっておられるわけですから、その纏めということになると思います。そこでは、三つのことが書かれています。その最初が（1）「外傷体験としての敗戦」、（2）が「西洋コンプレックスの克服」、（3）が「日本人と宗教」です。詳しい内容は同書を参照して下さい。私は森田療法との関連でのみ述べるにとどめます。

外傷体験、いわゆるトラウマなど如何にも精神分析の学者らしい言葉です。先ず外傷体験とは後々まで心身に「悪影響」を及ぼすような体験である。と、初めに、そうおっしゃって論を進めておられます。私のこの「自分史」の記述の中の一番の山場は、七、「私の人生を立ち直らせた森田療法に就いて」と六、の「赤面恐怖からの脱却（我執の病理からの解放）」だと思います。そこでは私は、四回目の森田施設の入院を終え、その退院時、私の頭の隅では「もう一回入院しよう」という考えと同時に「もうこれ以上入院しても「仕方がないかな」という思いがありました。全治した今考えると、ここが私の神経症脱却への「出発点」だったと述べています。

さて、ここで、九、として「仕方がないという生き方」をテーマとして新しく章を設けました。結論を先に言えば、土居健郎先生も、『続「甘え」の構造』第七章（1）「外傷体験としての敗戦」の項目で人間が生きる上で、この「仕方がない」という生き方の「必要性」・「重要性」を強調されています。以下、ここでの先生の論説、即ち、「甘え」の理論と言っていいと思いますが、以下、要約してみることにします。百九十ページの終わりの方ですが、先の敗戦に至った戦争は国民全体にとっての一大外傷体験であったのだから、その後に国民的規模で起きたもろもろの現象を集団的外傷後ストレス障害ということで一括りできはしないかと言います。そして、百九十二ページで、以上述べた敗戦後に起きた現象をすべて外傷後ストレス障害としてとらえるのはちょっと行き過ぎがあるかもしれないが、しかしそうすることには一つ明らかな利点がある。それは、そうすることで国民を深いところで衝き動かしていた「恐怖」に「焦点」をおくことができるからであると言います。ここで「恐怖」というのは、まず記憶に新しい戦争体験の「恐怖」であり、次に同じ事が二度と繰り返し起きてほしくないという「恐怖」であり、また新たに日本に君臨することになった連合軍司令部に対する「恐怖」でもあったろう。云々と、続いて百九十四ページですが、ところで戦争に対する「恐怖」がいかに今も国民の心をとらえて放さないかは、一昨年（平成七年）国会が戦後五十年を記念して、先の戦争について特に被害国に対する謝罪決議を行おうと言い出したことに最も端的に表れたと見ることができるとしています。続いて、百九十五ページの終わりの方では、以上、敗戦後の日本の精神的状況は集団的外傷後ストレス症候群として理解することができ、その主調音は戦争に対する「恐怖」、それとまた世界の孤児とされる「恐怖」であると言ってよい、とあり、更に、百九十六ページの終わりからの引用ですが、先程から度々、日本人の心中深く「恐怖」が巣くっていると指摘したが、それだから「恐怖」をなくせと言いたいわけでもない。まして戦争を「恐怖」しないでいいと言うつもりは毛頭ない。ただ問題は内心では「恐怖」に衝き動かされながら、そのことを充分に「自覚」しないでいることが困ると言いたいのである。

　先に論じたごとく、日本を戦争に導いた明治以後の国策を非難するにせよ、先の戦争によって隣国に与えた迷惑を謝罪するにせよ、あるいは敗戦によって与えられた平和憲法を謳歌するにせよ、戦後、国民的規模で起きたもろもろの現象ですが、これらはすべて心の深いところで戦争に対する「恐怖」あるいは、世界の孤児とされる「恐怖」によって動機づけられている。しかしにも拘わらず、そしてこの点が最も興味深いのだが、「これらの言動」はこの根本の「恐怖」を「鈍らせる」そしてそのことこそが実は問題なのである、と言っています。

　ここらあたりの理論展開になると、森田療法にも詳しい現、拓殖大学学長の渡辺利夫先生がお書きになった『人間ドッグが「病気」を生む』の第四章の項目「恐怖や不安を遠ざけることは危険である」との内容と、とてもよく似てくると思います。土居先生の「甘え」の理論に戻りますが、右に述べたことをいま少し砕いて説明しようと言われ、次のようにお書きになっておられます。人は何かを「恐怖」するとき、その何かから逃げようとする。あるいはその何かが自分に近づかないように算段する。そしてそれが成功すれば、「恐怖」も立ち退いて一安心というわけだが、しかしこれがしばしば単なる希望的観測に過ぎず、危険は依然として存在するということがあり得る。「知らぬが仏」というわけで、おめでたいと言えばそれまでだが、しかしこれでは真の安全からは程遠い。どうも日本の現代の精神状況がまさにこれに相当するのではないかと「心配でならない」と、そして、言い換えるならば、真の安全は「恐怖」の「生き生き」とした「感覚」が忘れられているところでは得られないと考えるからである、と。「甘え」の理論がここまでくると森田先生の森田理論と一致します。森田先生は絶えず「感覚」で受け止めよ、と言われています。

　感覚で受け止めて前にも書きましたように、そこから出発すれば物事はすべてうまくいくと、「二度と同じ失敗は繰り返さない」と、土居先生のお言葉を持ってくれば「二度と先のような惨めな戦争は繰り返さない」と言うことになると思います。森田理論を繰り返しますと「純な心」に就いて、森田正馬先生は私たちが間違えて皿を割った場合を一つの例に挙げて、その時「あ、しまった。惜しいことをした」と、いわゆる「純な心」でいれば、体験した人でなければ分かりにくいかもしれないがと前置きしながらも、次の機会で又、皿を取り扱う場合には前の失敗が「電光」の如く蘇ってきて、二度と同じ失敗は繰り返さないと、更に、岩田真理さんの言葉も再録すれば観念や「こうしなければならない」という思いでなく、自分の感情を通して、じかに「刻印」されたことは心の奥深くに沁み込み、同じような機会にまた蘇って人を共感的な人間関係に導き、行動を「適正」な方向に向けるとおしゃっておられます。

続いて、同書の一九八ページになりますが、土居先生は続けて次のようにも述べておられます。以上のべて来たことと並行し、やはり敗戦の体験に関連するので上記の戦後ストレス症候群のなかに加えてもよいことだがと前置きされて、この頃どうも「不幸」を「不幸」として認めることが困難になっていると見える点に就いて一言しておこうと言われ、百九十八ページの終わりの方から二百ページの初めにかけて土居健郎先生は続けて次のようにお述べになっておられます。先の戦争そしてそれに続く敗戦は、日本国全体にとって、また国民の一人ひとりにとって大きな「不幸」であった。そしてこれに引きかえ戦後はめいめいが自由に自分の幸福を追求することが当然の権利とまで謳われるに至った。しかし今度は、そのことが新たな「問題」を生んだと言います。というのはどうしても幸福になれない場合、即ち不幸に感じる際は、当の個人だけの問題となり、自分で何らかの決着をつけねばならなくなった。以前は即ち戦争中は不幸なことがあっても、皆も不幸だからということでどうにかこうにか不幸を「我慢」することができた。しかし現代は自分だけが「不幸」な気がして、ついどこかに文句をつけて帳消しにしたくなる。ところで不幸は、これは実は幸福も同じだが、その原因を究めつくすことは到底できないものだ。また、たといそれができたとしても、それで不幸が消滅するわけでもない。また人間が幸福を求めるのは本性の然らしむるところであり、それがまた人間の当然の権利であるとしても、しかし幸福になることが人間に保証されているわけではない。因《ちな》みに現代の社会では「精神障害」に悩む者が「増大」の一途を辿っているが、その理由の一半は、「不幸」を「不幸」として認めることができなくなっていることに起因すると言うことができるのであると言います。森田正馬先生は「不幸は不幸として率直に認める」「事実こそ真実である」これを「事実唯心」と言ってとても大事にされています。

以上のように、土居健郎先生は戦後の二つの集団的ストレス症候群を挙げて、先に私が述べたように「仕方がない」という生き方の必要性・重要性を結論づけていらっしゃるわけです。同書の二百ページ五行目からの引用ですが「仕方がない」という日本人が古くからよく使って来た言葉がある。これは今日ややもすれば消極的なあきらめを示すものとされて、一般に敬遠される傾きがある。しかしぎりぎりのところまでつめて「仕方がない」というのは立派な心ばえではないか。大体、「現実」というものは自分の思うようにはいかぬものである。従って人間精神にとって不可欠な「現実感」というものは「仕方がない」と感ずることにおいてのみ成立すると言ってよい。例えば、以上論じて来た「恐怖」を「恐怖」として直視するのも、また「不幸」を「不幸」として認めるのも、それ以外に「仕方がない」からである。言い換えれば、精神の強い者だけが恐怖を直視し、不幸を認めることができると言って間違いではない、と。強く断言されていますが、私自身はやや抵抗を感じます。「恐怖」を「恐怖」として直視するか、しないか、また、「不幸」は「不幸」として認めるか否かと言うことと、精神の強い弱いということが関連するのか少し疑問に感じます。森田先生なら「弱いなら弱いままに必要に応じてやりなさい」と言うことになります。

しかし、土居先生のように「恐怖」を「恐怖」として直視する。「不幸」は「不幸」として認めることができる人を土居先生は「強い人」、それができない人を「弱い人」とおっしゃるのも一つの立派な理論展開かと思います。さて、そろそろ終わりに近づきます。同書二百ページの最終行ですが、ここで思い起こすのは、昭和天皇の有名な終戦の詔勅が、結局矛を収めるのも「仕方がない」ということを国民に訴えることを以て目的としていたことである。この「現実的」な精神はしたがって古い日本人ばかりではなく、新しい日本人にとっても「絶対必要」であろう。内外の事情を勘案してぎりぎりのところで「仕方がない」と見切りがつけられたとき、かくして何が「現実」かがはっきり見えたとき、二十一世紀の新しい日本が誕生するであろうと私は希望しているのである、と。そう述べてこの項を終えておられます。「現実が見えない」ことには日本の未来は、明日は、あり得ないとおっしゃっておられるわけです。

先の八、の「森田療法の最終目標である『純な心』がもたらすもの――松下幸之助（素直な心）」のところでも編著者の話として松下幸之助さんは、素直な心で見れば物事の「実相」が掴め事を進めるのも誤りがないと、自分の企業経営が見事にそのことを物語っていると言われています。世界的な企業経営者の松下幸之助さんの考え方も我が国精神分析の巨匠土居健郎先生とは結論的には見事に一致した同じ考え方を示しています。土居健郎先生の再度の結論になりますが「仕方がない」という生き方の必要性・重要性を強調されているわけです。

更に、このテーマを続けてみたいと思います。私は先に述べたように森田施設の三回、四回目の入院が東京の練馬区にあった啓心会診療所で、ここは既述の如く水谷啓二先生が、神経症に悩む私たちのために自宅を開放され、先生は勿論、ご家族共々入寮生は寝食を共にしながら先生のご指導を受けた処です。これも先に述べたと思いますが、平成二十二年が先生の没後四十年に当たります。それを記念して、先生のご指導を直接受けた私たち「啓心会ＯＢ」の者五十四名、先生と交流のあった方八名、先生のご遺志を引き継がれ森田療法を実践されているひがメンタルクリニック院長である長女の比嘉千賀先生、奥様、長男、次男のご家族の方四名合わせて計六十六名の執筆で構成され、『あるがままに導かれて――森田療法の伝道者水谷啓二と共に』の書名で白揚社から出版されました。その体験記の中では七人の方が水谷啓二先生から「仕方なし」に生きる必要性・大切さのご指導を受けたと記述されています。既述順に書いてみることにします。先ず、最初はS氏です。テーマは「私の心機一転」で、この方は若い時に対人恐怖で悩んだ方のようですが、体験記の最後では水谷先生からは、緊張したり震えたりする自分を、そのようにならないようにと、はからうのでなく、緊張しながらでも目の前のことを「仕方なし」にやっていくことが大切です。と教えられ、又、つづいて、君たちは向上心が強く誠実であり、苦しむにも考えるにも徹底的であるということが大きな財宝である、と言われたと、そして、先生は今も私の中に生き続けて、原動力として私を突き動かしていますと、文を結んでおられます。

　次が「三十八通の手紙」というテーマでお書きなった女性のNさんです。この方は視線恐怖で十九歳からもがき苦しむようになり水谷先生のご指導を受けた方です。テーマの示す通り、退寮直後から三年二か月の間に三十八通のお手紙をいただき、長いものでは、原稿用紙十四枚にもなりますとお書きになっておられます。この一文からも、いかに水谷先生が私たち神経症者に対する深い愛情と限りない情熱を傾けたかを伺い知ることできると思います。続けて、Nさんは次のようにもお書きになっておられます。先生が、お手紙の中で言葉を変えて何度もおっしゃったことは、私たちは、無理に善をしようとするのではなく、先ず、第一に自分が極めて自己中心的で、明けても暮れても、自分一個のことしか考えない疎ましい人間であるということをハッキリ「自覚」する必要があります。その自覚ができて初めて、他人に対して本当の親切を尽くすこともできるようになると、さらに、もう一つ自覚する必要があります。それは、自分は人に嫌われても「仕方がない」人間であるけれども、しかし、それでも、人から好かれたい気持ちが強いということです。それを、はっきり「自覚」してください、と書いておられます。

次の方も同じく女性のもう一人のNさんです。テーマは「厳しさと慈愛」です。Nさんは最後のところで先生の次のようなお言葉が今も胸に沁み、又これからの支えにもなると二つのことをお書きになっています。その中の最後の文面です。自分で「かくあるべし」という理想や方針を立ててやってゆくのではなく、現実の必要性に応じて「仕方なし」に生活してゆくとき、私どもは大自然の愛に抱かれている自分を発見することができます。と、又、次の四番目の方も同じく女性で三人目のNさんです。テーマは「水谷先生に導かれて」です。この方は対人恐怖と視線恐怖に悩まされ先生の指導を受けています。やはり文の終わりの方で次のようにお書きになっています。もし、啓心寮で森田療法を体験していなければ、到底、今日の暮らしはなかっただろうと思う。と言われ、私を支えてくれたのは入寮中、先生から教わった次の言葉であると、一、「自然に服従し、境遇に従順なれ」、二、「苦しいときは苦しいままになすべきことをする」、三、「仕方なしの生活こそ尊い」などであったとお書きになっています。

次は五番目のTさんです。Tさんは学生時代、対人不安や不潔恐怖等いくつかの神経症状で苦しんでおられたようです。題は「日陰のもやしのようだった自分」です。啓心療では、毎日だったと思いますが、夕食後、先生の講話や一般的、或いは個別的な指導を受けていました。その席上、Tさんは当時あまり外に出ず、青白くやせて、もやしそっくりだったので先生はT君に対して「日陰のもやしのように閉じこもっていないで外に出て必要な仕事を先ずやってみなさい」とのご指導を受けたと書かれています。又、四十代半ばぐらいの方で、司法試験を受け続けている人もいました。その方の指導のとき、先生は、現実は思い通りいかないこともあるが「仕方がないですよ」とやや強い調子で言われました。そのときはそうかと思っただけでしたが、その後の自分の人生で何事かを断念しなければならないことがしばしばあり、そのたびに先生の言葉と語調とを思い出しました。と、又、文末では次のようにお書きになっておられます。

　半世紀近く前のことで、先生のお姿を具体的に詳しく記すことは残念ながらできませんでした。しかし何か困難な事態に立ち至ったとき、今日に至ってもいつも先生の教えに基いて考えることが多いように思いますと、因みにTさんは現在、埼玉大学の名誉教授をなさっておられます。

　次は六番目のKさんです。Kさんは入寮中、水谷先生から教わったことを箇条書きにして色々お書きになっています。その中、三、「仕方なし人生」と言うテーマでは次のようにお書きになっておられます。

　団体職員だった三十八年間は、啓心寮で覚えた「仕方なし、仕方なし」を呪文のように唱えながら、何とか定年まで勤めることができました。啓心寮の中で寮生がよく口にしていた「仕方なし、仕方なし」は、今考えると「自然に服従し、境遇に従順なれ」の口語版だったように思います。自分の不器用な性格や過酷な人間関係で押しつぶされそうなとき、心身の過労で身動きも苦痛に感じるとき、孤独感に打ちのめされそうなとき、身体を引きずるようにして出勤したときがありました。そんなときは必ず口にしていた言葉です。私の好きな言葉に「自分がおうべき荷は、あるがままに受け取り、これによく処すこと（塩尻公明氏）がありますが、同じような意味合いだと思います。「仕方なし、仕方なし」は、力まず、無理せず、気分のむらを戒めながら、生の欲望とつながり、これを生かす地道な生き方ですね。私たちには似合っていると思います、と。

　最後の七番目は現在、内科医として開業なさっているMさんです。先生がお亡くなりになる一年前の入寮ですから、先生から直接指導を受けられた最後の方のお一人だと思います。Mさんのテーマは「苦しいなら苦しめばいい」です。そのMさんの大きな悩みは、赤面などの対人恐怖と確認行為を伴う不完全恐怖でしたが、その中で単なる「あるがまま」では解決できない問題に「排尿恐怖（排尿困難）」がありました。これは、人がそばにいると緊張して排尿できないというものです。他の悩みに対しては、森田療法の真髄である「あるがまま」は理解できましたが、排尿恐怖は観念だけの問題ではなく排尿困難という現実の身体現象があり身体的苦痛を伴うものです。排尿できない状態そのままの「あるがまま」ではどうにもならないものがあります。そこで、退寮間際に思い切って「これから先、排尿困難で苦しむことがあるだろうが、そのときの心構えを教えてください」と言いましたところ、「まだ分からんのか、そんなに苦しいなら苦しめばいいじゃないか」と、先生のこの言葉がMさんのテーマにもなっています。「病気などでもっと苦しんでいる人は大勢いるんだよ」と、鬼のような顔をして激しい口調で叱責されました。これは、私の甘えた心を叱りつけてくださったのですが、悲しさで涙をこらえることができませんでした。そして、いよいよ退寮するとき、「これからは一生懸命勉強します」と言いましたところ、「君、それが間違いだよ。一生懸命するんじゃない。『仕方なし』にいやいやながらするというのが本当だよ」と、まったく予想もしていなかったことを、前とはまったく違う実に穏やかな慈悲に満ちた顔で諭すように言われました。ああ、これが「森田」なのだ。自分はまだ「森田」を何も理解していなかったのだと、そのとき思いました。と、お書きになっておられます。

少し長くなりましたが、私たちが生きる上で「仕方なし」の生き方の必要性・重要性がお分かりいただけたことと思います。繰り返しになりますが、水谷啓二先生の没後四十年を記念して発行された『あるがままに導かれて――森田療法の伝道者水谷啓二と共に』は先生から直接指導を受けた五十四人を中心とした体験記からなっていますが五十四人の中には、外国の大使や外務省欧亜局長まで上り詰めたH氏や東大名誉教授のTさんをはじめ大学の先生が四人、その他それぞれの分野での要職を立派に務めた方が多くいらっしゃいます。若い時に悩み苦しんだ私たちに対して、いかに水谷先生のご指導が適切であったかを如実に物語る何物でもないと思います。もし水谷先生との出会いがなかったら今日の自分は無かったと私を含めて全ての人がそう思っていることと思います。

以上、精神分析学者の土居健郎先生、森田正馬先生の直弟子の水谷啓二先生、何れも人間が生きる上で「仕方なし」の生き方の必要性・重要性を説いていらっしゃいます。土居健郎先生の場合は国民全体の視点からの理論展開、水谷啓二先生の場合は個人個人の視点からの理論展開と視点は違ってもそのお考え自体の内容は同じことだと思います。

第二編、大我の世界に生きる（我が人生最高の時代）

一、私の人生の最大の転機（再度の教師生活）

　本編の「大我の世界に生きる」の記述を進めるに当たって書き始めの方で私の職歴等、今までの記述と多少の重複する事をお許し願いたいと思います。第一編七、「私の人生を立ち直らせた森田療法に就いて」、五、「森田療法で治るとは（森田療法の目指すもの――純な心――）」の四十二、四十三ページに記述の通り昭和二十二年三月に旧制中学校を卒業し、その二年後の十九歳から地元で教師生活を始めます。三十七歳からは公認会計士の世界に入り苦労を重ねます。難関の二次試験も最後の三次試験も何回か失敗しますが、やがて一人前の公認会計士となり、監査法人朝日会計社、広島支社に、しばらく勤務を続けます。五十歳になって自分で独立した年、時間に余裕があったため、週一回、土曜日の午後、広島ＹＭＣＡで四年生の算数を一年間教えます。久しぶりに子供を教えるわけですが、もともと完全欲の強い私です。二十五名いた子供たち全員に何とか算数をすべて分からせたいと懸命になり当時、総主事をされていたＭさんにお願いして空き教室をお借りしたりして何回も補習授業を行います。勿論、無報酬です。

やがて一年後のお別れ時、即ち、終業式の日ですが、子供たちからの激しいコールに五十歳を過ぎていた私ですが心を大きく揺さぶられます。教えた子供たちから「あなたの天職は先生になることですよ」と教えられるわけです。忘れもしません。終業式のあった昭和五十五年十二月二十八日は官庁の御用納めの日です。近くにあった広島県庁内の県の教育委員会に子供と、お別れの会を終えたすぐ後、足を運びます。五十歳前後ですから、昔の同僚はそれぞれ責任ある地位についていた為、話は容易《たやす》く、再度の教壇復帰をお願いして県庁をあとにします。

年が明けると早速、未だ広島市との合併前でしたのでＩ町の教育委員会から電話があり十二月の定期検診でＮ先生が休職せざるを得なくなったので、その後釜に私をということで、昭和五十六年一月十日よりＩ小学校六年五組四十三名の担任となり十四年ぶりの学校勤務が始まります。五十一歳という年齢ですから勿論、正規の教師にはなれず臨時の産代教師という不安定な身分で給料も他の同僚の六割程度位しかありません。しかし、お金のことなど殆んど頭にはありません。おまけに六年生の三学期からですから小学校卒業前の大変な時期です。

ここから私が子供たちに情熱を傾けた再度の教師生活が始まります。昭和五十六年三月二十日には、受け持った六年五組四十三名を他の七クラス並みに全員目出度く卒業させ、四月からは隣のＫ小学校の四年を、十月からはＨ小学校で五年生を、明けて昭和五十七年四月からはＩ小学校で三年生を、十二月からは少し奥に入ってＫ小学校で四年生を、翌年の四月からは当地で又新しい四年生を、ここで私は本格的な不登校児との出会いがあります。続いて、少し広島寄りのＹ小学校で四年生の三学期を、明けて新しい年度の四月からは、いじめ問題で困り果てていたＭ校長先生の強い要請を受けて新しい四年五組、いわゆるいじめのクラスの担任になります。大変な毎日でしたが、懸命な努力が実って一か月余りの末、見事にクラスは立派に蘇ります。このいじめのクラスも二学期末でお別れし、三学期からは産代教師の最後となるＩ小学校で教師生活で初めて可愛い小学一年生の受け持ちをします。

その中に小学校へ入学して私と出会うまでの九か月間、口を固く閉ざしていた女の子との出会いがあります。いわゆる今でいう自閉症気味な子供です。これも忘れることのできない出来事の一つですが、私と出会って僅か十八日目の一月二十五日の算数の時間、彼女は私の質問に高々と手を挙げ見事に口を大きく開け、私の期待に応えるのです。劇的な瞬間でした。四月からはこのクラスをそのまま持ち上がりますが、五月頃でしたか、広島市の教育委員会から電話があり、出向いてよく聞いてみるとその内容は次のようなものでした。昭和四年生まれの私ですから何時の間にか私も五十五歳になっていたわけです。

今も存在しているかどうか不明ですが当時は恩給法という法律があり、五十五歳になると定年となり同時に恩給が支給されます。しかし、これは正規の先生のことであって私のような臨時の教師には無関係なことです。私の場合、そのまま、産代教師を続けると大幅な給料ダウン、それでなくても低い給料で今まで何とか生活してきました。当時の私の家では上は高校生、中に中学生、下に小学生と三人の子供を抱えていましたので、ダウンされた給料では到底食べていけません。

悩んだ末、親や校長先生に惜しまれながら、止む無く八月十三日に学校を去る決意をします。その時は丁度、夏休みでクラスにいた七人の二年三組の水泳指導中です。私の退職日は八月末で日数的には十九日間ありましたが、プールの使用の方は僅か一週間しかありません。その時、私は、心の中で強く決意した通り、これもすべて一人残らず泳げるようにして八月三十一日、公立小学校での教師生活を終えることになります。四年八か月の産代教師生活にピリオドを打つわけです。懸命に走り続けた産代教師のとても短い期間で何と受け持った児童数は三百四十四人という多くを数え、繰り返しになりますが、その中にたまたま不登校気味な子を含めて四人の不登校児との出会い、又、これはM校長先生の強い要請を受けてのいじめのクラスの担任もします。産代教師、最後の勤務校では口を固く閉ざしていた小学校一年の可愛い女の子とも出会います。しかし、これらの我が国教育の抱える今日的難題を、すべて一か月位という極めて短い期間にことごとく解決するわけです。

又、最後の大きな仕事として、最後の勤務校では、これ又、一週間で七人の泳げない子をすべて泳げるようにするという離れ技、こんな奇跡に近いような教育実績は恐らく日本中、何処にも無いと思います。以上再度の教師生活、四年八か月の奮闘の様子を、あらまし申し上げました。詳しくはこの後で最大限、述べてみたいと思います。

二、私の人生最高の時代（生の欲望に乗り切る）

（一）産代教師のスタート（五十一歳・I小学校六年五組の担任）

私の人生最高の時代とは産代教師の四年八か月のことになります。そのスタートは既述の通り昭和五十六年一月十日からのI小学校六年五組の子供たちと共に出発します。小学校の最後の仕上げとなる三学期ですから「ゆっくり歩いて」というわけにはいきません。だんだんと人目を避けては「早足で、いや、走りまくった」というのが正しい表現でしょう。スタートとなったI小学校はすぐ後にT小学校に分割する前の大マンモス校で、六年生だけでも八クラスもあり、若い時、勤務した地元の学校での一学年二クラス、先生の数も十人余りの家庭的な小規模校とは全然雰囲気が違っています。超大規模校です。そんな中、何とか頑張り抜いて他のクラス並みの卒業という大役を果たすわけです。もちろん、六年生の他のクラスの先生方の温かいご支援のお蔭もありました。

このように、私の産代教師は超多忙で、かつ、劇的な始まりとなったわけです。六年生最後の僅かな三学期のみの出会いでしたが、その中の一人の親とは、以後、長きに亘って年賀状をはじめ、温かい付き合いが続きます。産代教師のスタートになったI小学校は、正確には昭和五十六年一月十日から卒業式の行われた三月二十日まで、二か月と僅か十日、日数にして、七十日という極めて短い期間の担任です。このクラスの人数は四十三人で、卒業のすぐ後で子供たちからもらい、今なお大事にアルバムに収めている手紙のいくつかを記載することにします。短い期間の出会いながらも、子供たちが私をどう受け止めていたか、ぜひ、お読みいただきたく思います。私自身、当時のことが昨日のごとく蘇って普通の状態では到底、読むことができません。その中でも、特に勉強の十分できなかった子供ほど、人間としての真実味が語られているように思われてなりません。これらのすべてが、私にとってはとても大切な宝物なのです。

〈卒業直後、私からの保護者宛の礼状メッセージ〉

「謹啓、漸く春めいてまいりましたが、ご家族ご一同様には、益々ご健勝のこととお察し申し上げます。さて、先般は皆様方から温かい贈り物をいただき、誠にありがとうございました。皆様方との出会いは、本当に短い期間でございました。あれもやりたい、これもやりたいと思いながら三月二十日の卒業式をめでたく迎えたわけでございます。実は、子供たちともっともっと学び、もっともっと泥んこになって走り廻ってみたかったのですが……しかし子供たちには輝かしい未来が待っています。一人ひとりの子供がそれぞれの未来に向かって大きく羽ばたいてくれることを念じてお礼の言葉といたします。

　昭和五十六年三月三十一日、六年五組保護者各位様　I小学校　角本壽昭」

〈卒業直後、受け持ちだったI小学校六年五組の子供たちからもらった手紙〉

（T・Yさんより）角本先生、お元気ですか？　私は元気です。先生とお別れするのがとてもさびしいです。もう少し先生と学びたかったことが今、考えると山ほどあります。「後かい先にたたず」ということだということが今やっと分かりました。役員の方がおっしゃっていらしたお別れパーティで、会える日を楽しみにして待っています。長い間、お世話になりありがとうございました。先生、お体を大切にしてください。さようなら。

（Ｓ・Ｍさんより）角本先生へ、角本先生短い間でしたが本当にありがとうございました。先生にはいろいろお世話になりました。また勉強の方も……私、先生の社会の時間が楽しかった。最初のころは授業が長引くのでいやだったけど先生がみんなに「すまんけど……」って謝ってるのをみると、先生は私たちのために授業をしてくれてるのだから、と思うようになりました。先生にも慣れてきたのにもう卒業。そのことが残念です。しかし、もう今さら考えても始まらないことだから私は、次の中学校という希望に向かって頑張りたいと思います。短い間でしたけど、本当にありがとうございました。あ、それから先生は八代亜紀が好きみたいだから○○さんと二人で八代亜紀のレコードとハンカチをお礼の印にプレゼントします。本当にありがとうございました。先生は、この調子で体を大切にして頑張ってください。さようなら。

昭和五十六年三月二十日

（Ｓ・Ｔさんより）角本先生へ、本当に短い間でしたけど、ありがとうございました。先生の授業は、とても詳しく、分かりやすかったです。教えてもらったことは、しっかり頭に入れて、他の物事に役立てていきたいです。正直に言って、先生とお別れするのは、とってもつらいです。でも私たちは、つらさに負けず、きびしい道を歩いて行きます。きっと、りっぱな中学生になります。先生、これからも、しっかり頑張ってください。新しい道を歩く私たちを、新しい生徒に勉強を教えながら、遠くで、私たちの成長を見守ってください。きっと、きっと先生方の期待より、素晴らしいものを掴むだろう。角本先生のことは、卒業しても、きっと忘れません。お体を何時までも大切に――。角本先生へ。

（S・Yさんより）角本先生、短い間だったけどありがとうございます。角本先生の授業は長いけど、とてもよく分かりました。ほかの人も、みんなそう思っていると思います。○○先生もご安心だと思います。私たちはもう中学生だけれども、忘れないようにしてください。私も忘れないと思います。いっしょにあるものはプレゼントです。セロテープをとって、上にのってるチリ紙をのけてください。中身は保証できませんけど、どうぞ受け取ってください。お願いします。角本先生へ。

（O・Mさんより、一信目）何時までも忘れないでください。先生、本当に短い間だったけど、本当にありがとうございました。初めて、見たときの先生はとってもこわそうでした。〇〇先生の代わりにこられる先生をみんな楽しみにしていました。「こわそうだなー」見た時から、そう思いました。でも実際、勉強してみると、とっても優しく分かりやすい先生だと思いました。卒業式早く来ないかと毎日思っていました。でも、やっぱり、いざ来ると悲しくなりました。やっぱり、小学校の先生や、みんなと別れるのが辛いんです。先生が泣かれた時、おもわず私も、涙が出そうになりました。でも、先生、本当にお別れじゃないでしょ。何時でも、先生の家に遊びに行けるんです。だから、私たちが、中学校に行ったって、先生の家へ遊びに行けます。だから、私は卒業式が終わっても、先生との本当のお別れじゃないんです。何時までも、先生とお別れしないで手紙を出したり、お家へ遊びに行かしてくださいね。本当に短かったけど、楽しい三学期でした。本当に、楽しい小学校の思い出になりました。さようなら、先生。六年五組　三月十九日。

（O・Mさんより、二信目）先生お手紙を読んでくれましたか。私は今、考えると、とっても恥ずかしいんです。でも本当のことで～す。先生は春休みが済んでも、学校にいるんですか。もし、いるんなら、学校に会いに行けるからです。でも学校に来なくなったら、何の仕事をするんですか。先生は、先生が一番合ってます。お手紙をくれる時は、一言、何かを書いてください。手紙が来ないと、とってもつまらないからなー。私も勉強がんばるから、先生も体に気をつけてください。お手紙待ってます。さようなら、お母さんがガム島に行って、買ってくれたしおりです。だいじに使ってください。お手紙待ってます。私です。忘れないで！　先生へ。

改めて、子供たちから貰った手紙を読み直してみて感じるところを述べてみたいと思います。産代教師として、最初に受け持ったI小学校の六年五組、四十三人、先にも述べた通り僅か二か月と十日の受け持ちですが、一人ひとりから貰った手紙の中、私との別れを惜しむ子供たち、私のことを思いやる優しい心、私の授業が「とても分かりやすくて、とても楽しかった」と、私の授業に対する素直な評価だと思います。教えた教師として、こんな嬉しいことはありません。私に対する最大限の賛辞なのです。心温まるプレゼントにも子供たちの純な気持ちが、ひしひしと伝わってきます。二十九年も前のことですが読み返す中、子供たちの心からの叫び声が今、尚、伝わって来て胸を打たれます。

人間、生きる上で何が一番大切なことなのか、その答えを子供らは教えてくれています。「教師をしてよかった」と心から感謝しています。まさに教師冥利に尽きる。この言葉以外に適切な言葉が見つかりません。教え子たち、産代教師の最初に出会った六年五組のみなさん〝ありがとう〟君たちに心からお礼申し上げます。君たちの前途に素晴らしい栄光の降り注がんことを願わずにはいられません。しかし、何分、産代教師の悲哀ともいうべきか、お産の先生が主役ですから、お産の先生が元気で復帰されると、私はたちまち不要となり、すぐ首なのです。従って、子供の受け持ちは、長くて二学期間、短い場合は一学期のみです。しかし、そういう極めて短い期間でも、教師としての役目は十分過ぎるほど、果たしていたと思います。

　三月二十日の卒業式、生徒と別れても、中学校へ提出する指導要録の写しの作成など、残務整理が山ほどあります。辞令は確か三月二十五日迄でした。この時点で私は首なのです。学校へ入ることは、一種の無法者の侵入ということになります。S校長先生が、毎日、登校する私を見て「角本先生、すみません、すみません」と、繰り返し言っておられたお姿が、今でも目の前に浮かんで参ります。その上、事務処理以外でさらに気になっていたのは、何人かの子供の勉強のことです。それは、分数計算の十分でなかった数人の子供たちです。中学校に行っても分数計算ができなければ困るだろうと思い補習の授業を行います。

三月二十八日は分数の加法、二十九日は減法、三十日は分数の掛け算、三十一日は割り算と、これで実質、私のＩ小学校六年五組との最後のお別れとなります。続いて、新年度、四月からは西隣のＫ小学校へ赴任し、四年生の受け持ちとして勤務するわけです。ここで、特質すべきは、昭和五十六年四月一日からですから今から三十年も前のことになりますが、現在、問題になっている、いわゆる学級崩壊の兆しがすでに此処では始まっていたということです。待ったなしです。

早速、厳しい対応をし、クラスの立て直しを行います。五月の四年生最初の参観日に訪れた親たちはクラスの大変な変わりぶりに吃驚します。続いて、幸いというべきか、以後、ほぼ失職することなく、近辺の七つの小学校を転々とし、何と受け持った児童の数は、僅か四年八か月で三百四十四人という多くを数えるわけです。以後、再度の繰り返しになりますが、その中に、たまたま四人の不登校児との出会いがあります。また、これはM校長先生の強い要請によるわけですが、一つの「いじめ」のクラスの担任もします。産代教師の最後の勤務校となったI小学校では、若い時の教職も含めて、合計、二十一年八か月の公立学校での教師生活で初めて可愛い小学校一年生の担任もします。このクラスの中に一年近くも口を固く閉ざしていた女の子、今でいうなら自閉症気味な児童との出会いもあります。引き続いてこの一年生のクラスを持ち上がります。

（二）産代教師との別れ——五十五歳、I小学校二年三組

再度の繰り返しになります。確か五月の半ば頃の事です。T校長先生から「角本先生、先ほど、市の教育委員会から電話があったけど、内容がよく分からないので、出向いて行って、よく聞いてみてください」とのこと。出向いて聞いてみると、次のようなことでした。以下、記述がかなり重複する点はお許しください。当時、五十五歳と同時に恩給が支給されるという恩給法との関連で、五十五歳という一つの区切りで、厳

しい給料ダウンになるといいます。国の財政負担を少なくするための法律措置と思われます。三人の子の養育は到底、無理です。校長先生や多くの保護者に惜しまれながら、止む無く学校を退く決意をします。決断したのが、お盆直前の八月十三日です。広島市の西の○○町にお住まいであったＴ校長先生宅を訪れ、「退職したい旨」の申し出をし、その承諾を得て、学校を去ることにします。この止む無く急遽、学校を去る時のクラスは、正確には昭和六十年一月八日から私が退職する昭和六十年八月三十一日まで受け持った一年三組、四十三人の担任のクラスです。

　約八か月間の担任で、勿論私の産代教師、最後の受け持ちの子供たちということになります。悩んだ末、急遽、学校を去る意思を固めた昭和六十年八月十三日のその時は、一年生をそのまま、持ち上がっていましたので二年三組ということになります。丁度、夏休み中で、その夏休みを利用しての水泳指導をしていました。その時、私のクラスには七人の泳ぎの出来ない子がいました。退職を決めたその時、私は心の中で「よし。この子供たち全員を、泳げるようにして学校を去ろう」と決意するのです。しかし、私の残された教師生活は暦の上では二十日間位ありましたが、プールの使用上、水泳指導のできる日数は実質、一週間ほどしかありません。七人中六人までは、割合、早く泳げるようになりますが、最後まで残ったＩ君一人が、なかなか泳げません。必死の説得でした。八月三十一日、私の残された教師生活最後の日のしかもプール閉鎖時刻の午後五時前です。止む無く、プールから引き揚げなければならない時刻です。「駄目かな」という思いも頭をよぎりましたが、一徹で粘り強い私は決して諦めるようなことはしません。最後の最後まで、あらん限りの対応をするわけです。嬉しいことに後十五分位という時刻になって、やっと、私の指示に従い、プールの底から足を離し、泳ぎ始めるのです。「やれやれ」と安堵の気持ちが横切った一瞬です。

それから約五年の歳月を経てのことです。ぱったりとＩ君のお母さんと出会います。それは、広島市内でも有数の進学校の一つ、私の出身母校でもあるＳ中学校の受験日の初日の日、控室であった講堂の前の入り口の所です。私も学校を去って自分で小学生対象の学習塾を経営していて、私の塾の子供の受験の引率をしていました。Ｉ君は他の塾生であったわけです。普通でしたら、受験について、勉強についての話題で盛り上がるところですが、そんな中学校受験の話はそっちのけ、話題になったのは、五年前の水泳の話ばかり。当のＩ君、それまで、多くの子供が楽しみにしていた夏休みも、水泳のできなかった時のＩ君は夏休みが来るのを、とても嫌がっていましたが、泳げるようになった以降は、嘘のように、夏の到来を「今か、今かと、とても楽しみに待ちわびるようになった」と、その話ばかりです。泳げるようになったことが、どれほど、嬉しかったかが、よくお分かりいただけると思います。忘れかけていた、あの時の真剣な、切羽詰まった水泳指導のことが、昨日のように思い出されたひと時でした。

　私が特別に水泳指導の専門家というわけでもないのに、Ｉ君を含めて七人の泳ぐことが出来なかった子を僅か一週間ですべて泳げるようにした、この素晴らしい成果、自画自賛で申し訳ありませんが、事実としてのこの実績、一体何が、このような奇跡を齎したのでしょうか。それは私の燃えるような情熱は勿論ですが、このクラスは一年の三学期からの担任で、一年の時の受け持ちの三か月、二年生になっての一学期間、月数にして四か月、合わせて七か月間という間の子供との接触の期間があります。その間、子供と一体になって、毎日の懸命な授業への取り組み、何とかして、「一人ひとりの子の持つ、それぞれの教育課題を解決したい」という一途なクラス経営の賜物だと思います。そういう毎日の懸命な努力の積み重ねで、私と子供たちとの間に切っても切れない強い心の結び付きが生まれたわけです。しかも、相手は、私以上に神様のような純な心の持ち主、なかんずく、小学生一年生、二年生という無垢な低学年、濁り気一つない純粋な心を持った子供たち。その間、私との間に生じた揺るぎない信頼関係が、何時の間にか出来上がっていたのです。この信頼関係があってこその、この奇跡的快挙だと確信しています。

最近、とかく、人間関係が希薄となり、世の中が、ぎすぎすしています。私にとっては、考えられないような事件が一般社会はもとより、学校でも発生しています。いじめによる子供たちの相次ぐ自殺です。何故、未然に防ぐことが出来ないのでしょうか。子供のすぐ前には、受け持ちという立派な先生がおられます。それらの先生を任命したトップの任命責任も当然厳しく問われるべきは勿論です。事件後、学校側の発表は極めて形式的です。「まさか、あんな子が」とか、「いじめに就いて、全然、その気配はありませんでした」など、私にとっては到底考えることができません。「社会の動きが速く、世の中が変わったため、どうすることもできない」で済まされる問題ではありません。先のI君を含め、七人の泳げない子のことを、再度、繰り返します。或いは何度でも繰り返します。僅か一週間で何故、七人もの泳げなかった子が全て泳げるようになったのでしょうか？　何で、こんな奇跡に近いようなことが起こるのでしょうか？　本来、人間は泳げるようになっているのです。「水が怖い」という先入観さえなくなれば人間、全てみんな、泳げるのです。

昭和六十年八月三十一日は私にとって、学校勤務の最後の日でした。しかも、あと十五分位、「もう待ったなし」です。切羽詰まってぎりぎりです。その時の自分の顔は自分では見ることはできません。しかし、I君はずーっと私の怖い厳しい顔を見続けていたことでしょう。私と別れる最後の最後、「足を上げるように」という私の悲痛とも言える呼びかけに、やっと応えてくれたのです。一体、何が、こういう対応をさせたのでしょうか、私は思います。「怖いけど、この先生のいうことなら、一度、プールの底から、足を離してみよう」と、内心決意したものだと思います。毎日の真剣な授業展開を、また、懸命なクラスの学級経営により、日数からみても極めて短い期間でしたが、私とクラスにいた四十三人、二年生からは一人増えて、四十四人の子供たちとの間に強い心の絆が、そして、揺るぎない信頼関係が出来上がっていたものと思います。これなくして、こんな奇跡とも言えるようなことが、短い期間では絶対に起こり得ないと思います。教師と子供との間の強い信頼関係、これさえあれば、普通考えられないようなことが成し遂げられるのです。

このように懸命に走り続けた私も、五十五歳という一種の定年を迎え、当時の恩給法という厳しい法律の前にはどうすることもできませんでした。死力を尽くした産代教師四年八か月にストップがかかります。

（三）私が目指した教育

ここらあたりで在職中、私が目指した教育に就いて述べてみたいと思います。くり返しになりますが、私の歩んだ産代教師四年八か月に、出会った四人の不登校児も、校長先生の強い要請に基づく、いじめのクラスの立て直しも、私と出会うまで一年近く口を開けなかった、今でいう自閉症気味な女の子との対応も、これらのすべての難しい教育課題を一か月位という極めて短い期間でことごとく解決します。その上、産代教師最後の時には、泳げなかった受け持ちクラスの七人の子供を、僅か一週間ですべて泳げるようにして学校を去ります。

二冊目の拙著『一人の子の成長を求めて――いじめ・不登校問題解決への道』の最後はナポレオンの言葉を借りて、「我が教育に不可能はなかった」と豪語して文を閉じています。しかも改めて、強調したいことは、これらの今日的教育課題になりそうな子供たちだけへ、私が特別な教育をしたというわけでは、決してありません。縁あって出会った子供、三百四十四人、それぞれ、一人ひとりの教育上の課題解決に全力を傾けたということです。一人ひとりの子に同じように平等に対応するというのは、教育の基本中の基本です。三百四十四人、一人ひとりにそれぞれ、ドラマがあったと思いますが、それらをすべて書くということは到底できませんし、又、それは不可能に近いと思います。いずれにしろ、産代教師として勤務していた時は超多忙で、大変な毎日の連続でしたが、結果論として、今、こうして考えてみると、自分の出会った教育上の課題はすべて、やり遂げたということです。何故、こんな偉業を、しかも、短期間に成し遂げることができたのでしょうか。

在職中、私が絶えず目標にしていた教育方針には次の二つの柱があります。最初の一つは「一人ひとりを大切にする個の教育」、二つ目は「徹底した子供の自主性の尊重と主体性の確立」ということです。

1、一人ひとりを大切にする個の教育

真の教育とは、一人ひとりの子供の個性を尊重し、そして、それを生かすということは言うまでもありません。ここに教育の難しさと素晴らしさが混在していると思います。近代産業のような画一、大量の生産はできません。一人ひとりの子供を生かし、伸ばし切る、ここに大変なエネルギーを必要とします。教師の力量が問われます。若い時は、授業するのが、精いっぱいで、なかなかクラスの一人ひとりの細かい点まで、目を配ることはできませんでした。私も若い時、正確には十九歳から三十七歳までの十七年間故郷での教師生活、続いて、公認会計士という大人社会、しかも多くの会計のスペシャリストという有能な方々を相手にしての仕事、そういう中で徐々に人間的にも成長していきます。

今でこそ、人生の終わりに近づくに従って自分の天職は教師だったと気づくのですが、また、何回か書きましたように五十五歳で一種の定年を迎え、苦しんで学校を去るわけですが、今、思うと、その時、その時点で公認会計士の道へ逆戻りすることも十分可能であったわけです。我が国の国家試験の中では司法試験に次ぐ難しい公認会計士の試験、難関の第二次試験は五・四パーセントという細い針孔を通り抜けての合格でしたが、不思議に会計士の世界への復帰は頭にありませんでした。学校と同じように子供を教えるという職業、学習塾を自分で始めるのです。それを何と十五年五か月という長い間やります。塾の経営も素人そのもの、激しい浮沈も経験します。塾の存続のため、止む無く、途中から受験コースも五年間位やるわけです。そして、多くの人材を社会へ送り出すわけですが、人生って不思議なものです。私はもともと、単純な人間かとも思います。

他人から見て、K小学校の女性の○○先生などは、私の経歴を見て、吃驚されます。「私には到底、真似ができない」と、今、思うと、自分でも三人の子を抱えて、よくやり遂げたと思います。話を元に戻します。本書で四人の不登校児、一つのいじめのクラス、自閉症気味であった一年生の女の子と、今日的教育課題をトピック的に表面に出していますが、決して、これだけではないのは、お母さん方や同僚教師から貰った手紙からもはっきり窺えると思います。画一的な教育は真の教育ではありません。個の視点に立った、一人ひとりを大切にする教育こそ真の教育だと思います。産代教師の期間、一貫して個の視点に立って一人ひとりの子と向き会ってきました。従って、それに費やしたエネルギーは大変なものです。同僚や親からいただいた手紙の多くに「先生くらい、一人ひとりの子を生かそうとする先生はいない」云々とお書きいただいています。とりわけ、五十一歳から始めた産代教師の四年八か月、私の目指した教育の一つは個の視点に立ち、子供一人ひとりに向き合った教育の姿勢そのものでした。

2、徹底した自主性の尊重と主体性の確立

各学校では子供たちの学習指導に関する記録、一般には指導要録と呼んでいますが、その中で各教科、国語なら国語、社会科なら社会科で、各教科における観点別達成目標というのが掲げられています。そして、各項目のトップに、どの教科とも、関

心・意欲・態度が挙げられています。現在では学年によって教科も教科数も多少、異なっているようですが、当時は全て同じ科目で八教科でした。すべての教科において「子供自身が、各科目に興味・関心を示し、自分から進んでやる意欲・態度を養う」と、換言すれば、「自主性の尊重」「主体性の確立」という項目がトップに置かれています。今も勿論そうです。ずーっと昔は各科目とも、トップ項目であった知識・理解項目が現在では最下位に位置づけられています。遅れて近代化された明治政府が、欧米各国に追いつき、追い越せの明治時代に於いては、現在の最下位項目の知識・理解がトップ項目に置かれていた点は十分理解できます。

既述のように私が会計士の世界に身を投じたのが三十七歳から、そして、再び教師に返り咲いたのが五十一歳、それまでの会計士をしていた十四年間の何れかの時点で、もっと詳しく言えば現在、私が九十歳ですから、九十歳から会計士になった三十七歳を引くと五十三、九十歳から再度、学校に復帰した五十一歳を引くと三十九、従って早くて今から五十三年前、遅ければ今から三十九年前の何れかの時点で我が国教育界トップのどなたかが、教育に於ける、この「自主性」「主体性」の重要性に気付かれ、変更されたものと考えられます。私はこの変更は極めて妥当な変更だと思いますが、やや遅きに失した感は否めません。

この「自主性の尊重」や「主体性の確立」などというのは、俗に言えば「自分から進んでやる」という、いわゆる「やる気」ということなのです。長年にわたって親たちが求め続けた理想像であり、期待像でもあったわけです。これらの確立こそが、教える教師に課せられた最も重い責務であると思います。「自分から進んでやる」こんな素晴らしいことはありません。こういう子供たちを一人でも、二人でも多く育てる教師こそ、今日、求められる理想の教師像だと思います。私は学校を去ってから、広島市内のＴ町と云う所で、自分で小学校の四年、五年、六年相手の小規模の学習塾を十五年五か月もやるわけですが、教育の求める、この大切な「自主性の尊重」「主体性の確立」には、一貫して、心を砕いてまいりました。ここでは、その具体的事実を挙げて字数の許す範囲内で少し述べてみたいと思います。

塾の教師をやってみて、見事に成長していく何人かの子供の姿を見て、指導要録のトップに書かれている各教科への興味・関心を持たせ、自分から進んでやる学習意欲・

学習態度がいかに大事なことかと痛感しています。能力のいろんな子が混在し、その上、一クラスの人数が多い公立の小学校、中学校ではなかなか困難かもしれません。ちなみに私の塾「あすなろ」では一クラス十五名でした。私の経験上からは、これ位の人数が最適かと思われます。一人ひとりの自主性の尊重、主体性の確立のための教育をするには、多くても二十名が限度かと思います。最近、公立小・中学校でも耳にする習熟度別学習の導入や、一クラスの人数を、うんと少なくするなど、学習環境の改善が各自治体で図られています。そういう環境改善の中、公立学校の指導要録の各科目のトップ項目に掲げられているこの意味を十分理解され、一人でも多くの先生方が、この点の大切さに気付かれ、その実現に意を注いでいただきたいと思います。

子供を育てる上で、こんな大切なことはありません。これは私の三番目の勤務校H小学校五年四組、三十三名いたクラスのお一人の母親からいただいた手紙の抜粋です。「先生が真剣に子供のことを思って熱心に観察しているご様子にただ感謝のみです。先生のお蔭で、私たちも吃驚するほど、自主的に勉強をするようになりました。この状態を維持できるように努めて行きたいと存じております」云々と、以下省略します。

少し大袈裟に聞こえるかも知れませんが、物的資源に恵まれない我が国の生き残りは教育にあるのです。人づくりは我が国全体の繁栄の礎と言うことは申し上げるまでもありません。私は教育者として、特に五十一歳からの産代教師の時代、そして、学校を去ってからは、自分で小学生対象の学習塾をやるわけですが、その間、一貫して、如何にしたら、各教科に子供たちが興味を持ち、少しでも自分で勉強するという自主性、並びに主体性の確立、俗に言うなら、親が最も求めている「やる気」を起こさせるかに腐心し続けて参りました。

この自主性を、やる気を、ほんの少しでも身に付けさせることができれば大変な成功なのです。何故なら、これを身に付けた子供の未来は、素晴らしいという一語に尽きるからです。一年後、二年後は見違えるような輝かしい成果をも齎すことは間違いありません。周りの私たちや、親たちが、その成長ぶりに吃驚させられます。少しでも自主性を身に付けた子供の未来は素晴らしい果実を齎すことが保証されます。私の塾で、自主性・主体性を身に付けた子供の実際の例を挙げて記述することにします。いずれも私が五十五歳で学校を辞めて、小学校の四年、五年、六年対象の学習塾を経営し、多くの人材を養成し、世の中に送り出した中から、私の耳に入った四人の事例を、最大限、可能な限り詳しく述べてみたいと思います。

〈事例その一〉自主性を身に付けたY君・東大合格の実力者の輩出

Y君は、私の塾のすぐ近くのアパートに住んでいました。小学五年、六年と二年間、私の塾で勉強をします。確か週三日か四日の日程での学習だったと思います。このY君、次にでてくるI君、K君、O君、いずれも学校では、よくできる方のお子さんでしたから、勿論、受験コースでの勉強です。私の塾「あすなろ」ではAコースと呼んでいました。塾では宿題を出したことは一回もありません。すでに毎日、学校からの宿題もあることだし、また、私の一貫した教育方針でもある子供本人から進んでやるという自主性を伸ばす意味からも一度も宿題を出したことはありません。

しかし、誤解して欲しくないのですが、場合によっては宿題も必要です。公立小学校、産代教師の時は、学力向上の策として、毎日のように適量でできるだけ質のよい宿題を少しずつ出し続けていました。そして、それをやらない子には厳しく当たっていました。しかし出した以上、必ず宿題は、私が全責任を持って対応していました。大変な作業ですが、決して安易な出しっ放しの宿題なら、むしろ、出さない方がいいかもしれません。

話をY君に戻します。私は、塾での子供の席は決めていませんでした。自由に自分の座りたい所へ、各塾生の自由に任せていました。面白いもので、学習態度が身につき、学習意欲の旺盛な者が、いつの間にか、最前列、いわゆる私の真ん前、私に一番近い所に席を取ってきます。とても、不思議なものです。Y君もいつの間にか、私と一番近い席の一つを独占していました。私は詰め込みの教育は決して、やりませんでした。その為もあるかもしれませんが十五年余りの塾経営、その中、進学の為のAコースは五年間位やりましたが、広島随一の難関有名校であった広島○○中学校には、一人も合格しませんでした。二番目の進学校は私の母校、S中学校ですが此処へも一人の合格者を出していません。三番目の進学校広島J中学校には、毎年、何人かの合格者を出していました。しかも、それらの合格者の殆んどが、入学後、素晴らしい学習成果を挙げるのです。

その為、私の学習塾「あすなろ」は当中学校からは何時の間にか高く評価され、注目されるようになります。小学校でも、トップクラスの生徒の母親は広島随一の進学校、広島○○中学校への合格の夢や期待を持たれていたのでしょう。Ｙ君の場合もそうです。不合格時には、Ｙ君の母親から非難の言葉を直接投げかけられ、いやな思いもしましたが、しかし、私の教育に対する信念である、教育の自主性の尊重という指導方針は微動だに揺るぎません。一人の母親の抗議などで私の信念を変えるつもりは毛頭ありません。Ｊ中学校に一緒に合格したＦ君と共に成績は上位に属していました。

入学して一年位たった時でしたか、お父さんのお勧めの関係上、せっかく合格したＪ中学校も途中で転校を余儀なくされ、東京都内の学校へ変わります。そして、東京の高校へと進学するわけです。しかし、転校というハンディも何のその、東京でも成績は確実に上向き、高校の先生からは、がむしゃらに勉強するわけでもないのに、Ｙ君の着実な学力アップに称賛の言葉を受けるのです。そして、高校の先生からは、東京大学への受験を勧められるのですが、もともと、本人は運動も好きな方で、私の塾の時代でも、剣道で段取りという腕前で、一つ年上の兄と共に立派な兄弟剣士でもあったわけです。

常々、私は勉強だけでなく、運動も好きなら、運動もしっかりやるようにと、いつも応援していました。Y君は、その典型の一人でした。いただいたお母さんのお手紙にあるとおり、折角の東京大学への受験も、高校の先生から勧められても断り、大学に入っても、ラグビーをやりたいという本人の意向から、東京工業大学へ進学するのです。その手紙を受けて、「私も賛成の旨」の返事を即刻出したものです。Y君の学習に対する自主性が見事に実った良い事例の一つです。その姿に親が気付き、先にも書いた通り、広島随一の進学校であった広島○○中学校の受験に失敗した時、嫌味を言っておられた母親でしたが後日、次のようなお手紙をくださいました。

（一信目）「角本先生へ、広島では大変お世話になりました。お蔭さまでYは元気にしています。中学は歩いて五分という近さです。公立のせいか、のんびりしていて宿題も殆んどありません。地元の高校でとてもいい高校（都立）があるので私学に行かない頭のいい子もいるとのことです。クラブは剣道部に入り頑張っています。週一回、夜、近くの道場にも行っております。五月に入って塾にも通うようになりました。今度はチェーン展開している『H』という進学塾で塾生はたくさん（一学年千人位）いますが、クラスは十人程度のようです。入塾テストでいい点がとれ『学校だけで、これだけの学力がついているのですか』と驚かれました。あらためてJ中学校でよかったと思うと共に『あすなろ』で角本先生に学習する力をつけていただいていたお蔭と感謝しています。勉強に関しては、短い時間ですが、集中して自分で取り組んでいくので感心しています。本当にありがとうございました。先生のご指導の賜物です。

入塾テストの結果でエリートコースという塾でも一番レベルの高いクラスで勉強しています。このクラスは早稲田、慶應をねらうクラスでYがそんないい学校を受験できるのか信じがたい気持ちですが、もし力があるのなら伸びて欲しいものだと思います。塾は他の塾より時間も少なく余りきつくもないのですが。その点では『あすなろ』と共通のものがあります。家で覚えていくものはレベルが高くYも難しいと言いながらも楽しんでやっています。今後どうなるかとも思いますが先生には又、報告させていただきます。嬉しい報告ができるよう願っています。先生に認めていただいたことで地道に伸びることができました。本当に感謝しています。先生もお体に気を付けて、たくさんの子供たちが学ぶことの喜びを知ることができるよう、力を与えてあげてください。先ずはお礼方々　報告まで」

（二信目）「前略、先生、覚えて頂いていますでしょうか。塾でお世話になりましたＹの母親でございます。ご無沙汰しておりますがお元気でしょうか。今春、ＹはＴ高校を卒業しまして東京工業大学のⅡ類へ入学しました。なぜか高二の頃から材料工学をと申しまして早くから東工大を希望していました。東大もと先生たちからは声もかかりましたが、高校でラグビーでも頑張っていたので両立できるのは東工大と思い決めていたようです。角本先生の教育が深く入っているのでガリ勉ではなく集中力のある勉強で時間的にはこれが受験生かと思うほどの余裕でした。（兄は工学院へ通っております。）Ｙは連休明けから塾でもバイトします。先生のお蔭です。ありがとうございました。以上」

教育に於いて、自主性を身に付けることが、どんなに素晴らしく、子供の未来に大変な果実を齎すかの好事例の一つだと思います。余談ですが、当のＹ君、小学校卒業時の卒業文集でテーマは「小学校の思い出」か「先生方の思い出」か、定かではありませんが、「学校の先生のことは少しも書かず、塾教師の角本先生のことばかり書くので気が引けた」とお母さんがおっしゃっておられたことを今でもよく覚えています。
続いて、事例の二、三、四に就いて記述します。

〈事例その二〉自主性を身に付けたＩ君・もう一人の東大合格実力者の輩出

事例二のＩ君も事例一のＹ君と同じくもう一人の東大合格レベルの実力者です。Ｉ君は、Ｙ君と同じ広島のＪ中学校、そして、同高校を出て、大学は大阪大学基礎工学部を卒業し、請われて同大学院へ、そして、目下ＩＢＭへ就職し、一昨年はよき配偶者にも恵まれたと、お父さんが言っておられました。このＩ君は私の塾ではＹ君の一年先輩になりますが、このＩ君と出会って私は初めて子供たちに脱帽するのです。それは私より遥かに優秀な頭脳の持ち主だったからです。それまでは、公立小学校で先生面をして、自分が一番偉いと自負し続け、内心では子供たちを見下げていた、真に傲慢な教師の一人でした。自分で塾を始めて、子供一人ひとりの自主性を最大限、尊重しながらいやが上にも、子供の学力向上に努めるわけです。

一時期、私の塾では、塾の存続の必要上、止む無く、中学校への受験コースを設けます。このコースは事前の準備が大変なのですが、自由裁量を大きくした学習をします。一定の枠の中で自由に学習活動をさせると、公立小学校でとかく頭をおさえられていた頭のいいＩ君やＹ君らは、吃驚する位、学習成果を上げてきます。いろいろな能力のある子、学力差も大きく、しかも四十人前後という人数の多い我が国の公立学校の現状では能力の発揮のしようがなかったのではないでしょうか。自分の成長が自覚されると、人間誰しも生き生きとなり、学習意欲も向上してきます。今、思うと、この進学コースの子供たちは、学校での学習の何倍もの学習成果を短い時間の中に、しかも、楽しみながら身につけていたように思います。Ｙ君と同様にＩ君も、東京近くに住んでいれば間違いなく十分、東京大学へ合格する力量の持ち主の一人であったに違いないと思います。子供たちの自主性を尊重した結果、小さな個人塾で、しかも四、五年の短い期間で日本で最難関とされる東京大学へ合格可能なＩ君、Ｙ君の二人を育てることができました。指導要録のトップ項目に子供の自主性、主体性が謳われている意味が、よくお分かりいただけるかと存じます。

Ｉ君の家庭は経済的には恵まれた方でなく、どちらかというと困難な部に属するかと思います。Ｉ君の私の塾での生き生きとした学習への取り組み、そして、今まで、公立小学校での事は少しも話そうとしなかったＩ君が、私立の進学校のＪ中学校に入ってからは、見違えるように変わり、夕食時には、学校であったことを自分の方から積極的に嬉しそうに話しかけ、家庭での夕食時の雰囲気が一変したと、お母さんがおっしゃっておられました。

自主性の効果が家庭の食卓までも波及していきます。Ｉ君の変容に引きずられて、母親も積極的に学校行事に参加されＪ中学校では役員などを進んで引き受けられていたようです。又、Ｉ君もＹ君と同様、私が常々、口にしていたように、ただ勉強だけでなく、運動にも積極的に参加します。部活のバスケットに明け暮れ、家に帰るのは何時も夕方の七時過ぎ、用件で電話をすると、夜、十一時過ぎまで何時も勉強していたようです。Ｊ中学校での成績は何時もトップクラスでした。部活に毎日、明け暮れていたにも拘わらず、現役、一発で大阪大学に合格したのは、Ｊ高校、始まって以来、Ｉ君が最初だそうです。

Ｊ高校初の快挙であると聞いて、私は内心、鼻を高くしたものです。小学校五年の六月から、私の塾へ、そして、私の目指す指導方針の、自主性を身に付けたＩ君の将来がいかに明るい展望に満ち溢れたものか、さらに、今からの未来は大きく、バラ色の人生を歩み続けるものと期待しています。

〈事例その三〉自主性を身に付けたＫ君・自称、落ちこぼれから大阪大学への合格

Ｉ君と同期のＫ君は、自ら「先生、僕は小学三年、四年頃は、落ちこぼれでした」と言います。そして、確か、五年生の十月の初めの頃、私の塾「あすなろ」へ入ってきます。持参した「あゆみ」即ち、通知簿には、「よくできる」が二つ位あったと思います。入塾して、しばらくは後ろの方の席に座って勉強していましたが、学習意欲の向上と共に、段々、席を前の方へと移してきます。Ｙ君のように私の目の前ではありませんでしたが、私から見ると左手前で、顔がとてもよく見える位置に身を乗り出すようにして、真面目に学習していました。席の位置が示すとおり、成績も急速にアップしてきます。自称、三、四年生頃の落ちこぼれが、五年生の二学期の入塾時には、「よくできる」が二つ位の普通の学力の持ち主だったわけですが、六年生頃には、クラスのトップ位まで、上り詰めてきます。

学校は近くのＩ小学校からでした。Ｉ君や、Ｙ君ら同じく、Ｊ中学校を受験するわけですが、見事に合格します。大阪大学へ進学したＩ君のＪ高校での席次は全校でトップクラスの三番位をいつもキープしていました。Ｋ君は、そこまでは、いきませんでしたが、確か三十番位と言っていたと思います。Ｊ中学校も当時、広島では有数の進学校の一つであり、しかも、一学年が三百人近くの多人数でしたので、その成績は、やはり称賛に価すると思います。現役での大学受験は、同志社大学に合格はするものの、自分の目指す第一の志望校ではなかったので、浪人して再度、挑戦します。広島駅近くの大手学習塾で一年間勉強します。Ｉ君と同じく経済的には恵まれていなかったので心配しましたが、彼が言うには「先生、特待生入学なので学費は免除」とのこと、他人事ながらほっとしたことを、今でもよく覚えています。

一年後、即ち一浪して、見事に自分の第一志望校の大阪大学経済学部に合格します。合格直後、その報告も兼ねて、私の塾「あすなろ」を訪れ合格祝いも兼ねて、塾の隣にあった中華料理店で二人で食事をしたのが、つい、この前のような気がしますが、すでに十年前のことになります。その節、将来の希望を尋ねると、「会計士になる」と言っていました。つい、最近、お母さんから聞いたことですが、大阪大学を卒業し目下、名古屋の会計事務所で働きながら、公認会計士の試験に挑戦中だそうです。一日も早く一人前の会計士になることを期待しています。

〈事例その四〉自主性を身に付けたO君・国立広島大学へ初の推薦入学者

O君はお母さんが、とても、大らかな人でした。それに似て、O君も何事にも、こせこせせず、彼も母親似の、大らかな性格の持ち主でした。I君、K君と同じクラスです。学校の成績もよかったのですが、運悪く、J中学校の受験に失敗し、私の塾のすぐ近くにあった広島〇〇大学付属中学校へ進みます。当時、この中学校への進学は、あまり難しくはありませんでしたが、しばらくすると、学校の経営努力もあってか、東京大学へ、毎年一名位合格者が出たりして、段々、人気も高まり、すぐ入学できる学校ではなくなりました。当校へ入学して、確か、一学期を終えようとしていた頃のことです。

Ｏ君のお母さんから電話が入ります。「先生、家の子が一番になりましたよ」と言います。私は「クラスでしょ」と言うと、「先生、冗談じゃありませんよ。学年で一番ですよ」と言われるのです。これには、私もびっくりしました。割合、のんびり屋の性格のＯ君も段々勉強に熱が入ったかと、内心、喜んだものです。それから六年、同校の中学校・高等学校へと進んで、大学受験期の二月頃だったと思います。またまた、私のところに電話が入ります。今度は、母親ではなく、本人からのものでした。Ｏ君が言います。「先生、広島大学に推薦で合格しました」と。国立、広島大学に推薦で合格したのは、Ｏ君が同校で最初だそうです。こんな嬉しいことはありません。

私は入試だからと言って、決して、詰め込み教育などはしませんでした。私の一貫した指導は、興味を持って、自分から進んでやる、すなわち、現在、公立学校の指導要録の観点別指導項目のトップに位置付けられている「自主性の尊重」、「主体性の確立」ということでした。Ｋ君もＯ君もまだまだ若く今からです。大きく飛躍して、世の中のため、自分のために成長して欲しいと強く願っています。

（四）教師という職業の素晴らしさ

再掲ですが、現在、私、九十歳、産代教師となったのが五十一歳、一種の定年を迎えたのが五十五歳、従って、今から三十五年から三十九年前のことになります。すでに四半世紀を過ぎています。繰り返しになりますが、産代教師の宿命とも言うべきことで、受け持ち期間は、長くて二学期間、短い場合は一学期間という極めて短い期間です。それにも拘わらず、私と子供との間には、大変な教育上のドラマが数限りなく、繰り返されます。そして、今なお、私の頭から消え去ることのない事柄を、いくつか述べたり、また、最近、出会った教え子たちの消息のいくつかを述べて見たいと思います。四半世紀を過ぎた今、産代教師の時代、共に学んだ三百四十四人の子供たちは、三十歳過ぎから四十歳前後の年齢に成長し、男子、女子共、すでに結婚し、一児か二児の子持ちや未だ独身を謳歌している者など、様々ですが、それぞれ、社会人として、立派に成長し活躍しているようです。これらの社会人となった教え子たちと、その昔、共に学んだことから教師という職業の素晴らしさを述べてみたいと思います。

1、教師冥利に尽きる事例その①・八年か九年経た或る夏の早朝、突然の電話

Tさんの家は何等かの理由で、父親のいないつましい母子家庭でした。本人はどちらかというと無口でおとなしく色白で、細身、小柄の体格の持ち主で、勉強の方は、普通だったと思いますが、運動能力は優れていました。とりわけ、マラソンの得意なお子さんで、郡の大会などは、決まって学校代表として出場し、優勝まではいきませんでしたが、いつも二位か三位と好成績を残していました。日中は私の方もいろいろと行事があって、なかなか共に練習する時間が取れません。また、多くの生徒がいることだし、昼間、トラックを使用するというわけにもいきません。従って、大会が迫ってくると、何日か前から二人で、朝、早くグラウンドに出て、練習に励んでいました。

午前六時半頃には、もう二人で何周もトラックを走っていました。私自身も若い時は国体の教員の部のバレーの選手をしたり、サッカーは全国的にも名を知られていた名門校の一つS中学校で学んだりしたこともあって、とてもサッカー好きで、何人かの先生方がやっておられるような笛で遠隔操作をする体育の時間ではなく、どこの学

校でも、子供と一緒になって、いつも駆け回って運動をしていたものです。絶えず、子供の身近な場所にいるということは教育上、とても大切なことだと思います。何回か二人で走った早朝マラソンです。すでに二十九年も前の事になりますが、私の頭には、よく覚えていて、共に二人で走った様子が目の前に浮かんでまいります。やがて、五年生の受け持ちを終え、私は、四番目の勤務校のI小学校へ転勤となります。Tさんの方は、当小学校を卒業し、中学校は、少し離れた公立のI中学校へ、高校は、山口県にある県立の商業高校に進学し、卒業と同時に、地元の○○総合銀行O支店に就職します。従って、Tさんと別れて八年か九年経った或る夏の早朝の時間帯に、私の家に突然の電話が入ります。Tさんのお母さんからです。

電話の内容は「家の子は、今春、○○総合銀行、今の○○○銀行ですが、O支店から広島市内のS支店に配置換えになった」と、そして「当、S支店は、先生の家から、割合近いので、是非、会ってやって欲しい」と、おっしゃるのです。時間的に、すぐ訪ねる事ができなくて、お会いする機会を失いました。今、思うと、とても残念なことをしたと思います。母親の電話に戻りますが、Tさんは仕事が銀行勤めですから、毎年、一般の人たちの夏と冬のボーナスの支給時期には、その預金獲得に汗を流すものと思われます。仕事柄、ボーナスとは切っても切れない繋がりのある仕事に就いたわけです。そこで、毎年、ボーナスの支給時期の到来と共に小学五年の時、私からボーナスのお裾分けをしていただいた事が、何時も夕食の話題になるというのです。渡した本人の私の方、八年も九年も経って、もう、すっかり忘れていますが、お母さんのお電話で、そう言えば「そうか」と、当時を思い起こします。

私が産代の教師になったのが、昭和五十六年一月十日から、H小学校でTさんを受け持ったのが昭和五十六年十月一日から終業式のあった昭和五十七年三月二十五日まで、従って私が産代教師になって初めての年末で期末ボーナスの支給時期を迎えたのです。しかし、勤務時間も短く、その上、産代というパート職の為、ほんの僅かのボーナス支給額だったと思います。支給された、その日の帰りに、バイクでTさんの家を訪ね、いくら渡したか、全然、記憶にありませんが、いずれにしても二千円かせいぜい三千円位の小遣い程度の少額だったと思います。それでも、八年経っても、九年経ってもTさん親子は、私の恩を忘れていないのです。あらためて、電話を通して、丁重なお礼の言葉をいただくわけです。

それからしばらくの間、私の胸は感激に浸り、その熱い思いが何日か続きます。受け持ち教師のちょっとした、ほんの少しの思いやりが、こうして子供たち親子に、大変な影響を与えるのです。私にとっては、誠にありがたい一言です。何と表現していいやら適当な言葉が見つかりません。

2、教師冥利に尽きる事例その②・毎日、総理大臣級のお迎えを受ける

何回かの繰り返しになりますが産代教師の最後の勤務校I小学校では可愛い小学一年生を、二十一年八か月という長い公立の教師生活で初めて受け持ちます。一年三組の担任です。受け持って、そう日数は経っていない或る日の事です。このI小学校は、私の住んでいた家からは、七つの産代の勤務校の中では一番近く、自転車で十分位の距離でした。何時も私は時間を最大限、際の際まで、授業研究や教材研究に費やしていました。これらの研究は教師として最も大切なもので寸分、手の抜けない重要な事なのです。私は、これを、毎日の最重要課題としていましたので、一分、一秒を惜し

んでの大切な毎日の営みでした。従って、他の先生方が私を評して「角本先生はチャイムですよ」と、よく冷やかされたものです。

即ち、私が登校すると、決まったように始業のチャイムが鳴り始めます。例の、あの懐かしい音色のチャイムが鳴り響き、学校生活のスタートなのです。始まりなのです。何時も大急ぎで、校舎の西側にあった裏門から登校し、いつもどおり職員室のすぐ西側の自転車置き場に、飛び降りて、振り向き、右側にあった職員室に飛び込むのが常でした。

或る日の事です。振り向いた瞬間、受け持ちの二人の女の子が手を繋いで、横一列に並び、ややはにかみながら「先生、お早うございます」と最敬礼でのお迎えなのです。びっくりするやら、嬉しいやら「お早う」と言い返し、大忙しで職員室へ駆け込みます。何時もの定例の短い職員朝会です。当校は、T小学校へ分割された後も、相変わらずのマンモス校で、一学年が五つのクラスですから、五組（五人）かける六学年（六人）で合計三十人余の先生方が、それぞれ、自分のクラスの教室へ向かいます。多忙な一日の始まりです。子供たちとの真剣勝負が始まるわけです。

この二人の女の子の出迎えは、一年生が終わるまで、即ち、三月二十五日の終業式まで、一日も休むことなく続きます。私は、その度に、毎日どんなに励まされ、激励されたことでしょう。「ようし、今日も最善の授業をやるぞ。やりたい」と、いつも、その気持ちを奮い立たせてくれた三学期間でした。つい最近耳にしたことですが、その中の一人は、広島市内の中学校で、美術の先生をしているそうです。一度会ってみたいものです。

3、教師冥利に尽きる事例その③・警察官になったY君

Y君の家は小学校四年生の受け持ち当時と同じく、今でも魚屋さんをしておられます。十五年位前、所用で、久しぶりにお電話した時のことです。「角本ですが、覚えていらっしゃいますか」と、すると電話口の向こうから私の耳に返ってきたお母さんからの最初の言葉は「勉強を、よく教えていただいた角本先生のことは忘れることはできません」と、私の全く予期していなかった第一声です。Y君が四年生ですから十歳、昭和四十九年六月生まれですから三十七歳を少し過ぎたところで、歳月はすでに

二十七年を超えたことになります。四半世紀過ぎのことになりますが、今なお、母親として、私に対する感謝の気持ちを持ち続けておられるのです。こんな嬉しいことは他の職業では到底、味わえないことだと思います。

ちなみにＹ君に補習などしたことは一度もありません。ただ言えることは私が常に一番大切にしていたのは毎日の授業だったということです。教える教師として、教えるプロとして当然のことですが「何とか算数を分からせたい」「何とか、一人でも多く国語に興味を持つ子が出てきて欲しい」「一人でも多く社会科に関心を持ってもらいたい」と、何時も、たい、たい、たいの強い願いは一貫して持ち続けていました。これに対しておとなしく、目立たなかった普通の子のＹ君が、見事に私の期待に応えてくれたということです。いつもＹ君のそばにいたお母さんが、学習意欲の高まるＹ君の様子を敏感に感じ、内心とても喜んでいらっしゃったのでしょう。三十年近く経った今も忘れておられないのです。正に教師冥利に尽きる、この言葉以外にありません。とてもありがたいことです。心から感謝の意を表したいと思います。

そのＹ君、同志社大学ですが、卒業して警察官になり、広島市内のＭ区の警察署に勤務中とか、次の電話の時には既に広島ではなく福山の方に転勤したと、おっしゃっておられました。何れにしろ日本の治安維持の第一線で着実な人生を歩んでいるようです。教え子たちが社会人として、順調な歩みをしている話を聞くにつけ、受け持った教師として、こんな嬉しいことはありません。

4、教師冥利に尽きる事例その④・医者になったO君

Y小学校では四年生を二回持ちますが、先ず最初の四年生、四年三組を受け持ちますが、その中にいたO君との出会いがあります。

私は旧制中学校の二年生、三年生時に、戦争末期の厳しい時期を迎え、勉強どころではなくなり、国の命令で、勉強を放棄し広島市内の南の位置の埋め立て地、江波町というところに建てられていた三菱造船所で、船舶建造の仕事を命じられます。いわゆる学徒動員です。私の配属先は当、造船所の木工部です。一九四五年八月六日、午前八時十五分、建物の入り口にあった木工部の事務所の前で、あの、世界最初の原子爆弾の洗礼を受けるのです。爆心地から三・五キロメートルの地点での被爆者なのです。

その結果、現在まで、毎年、年一回か二回原爆検診を受け続けています。
十四、五年前までは自宅近くの公民館での一般検診で、「特に異常なし」で無難に終わっていましたが、七十五歳過ぎ頃から血圧がやや高めで、境界線上にあるとか又、左の心臓が少し肥大気味とか言うことで、「精密検査の必要性有り」の診断を受け、広島市内の千田町という所にある被爆者の健康管理センターの方で、お世話になるようになります。当、センターでは種々の検査を受けたのち、最後に担当の医師より諸検査の数値による説明を受ける段取りになっています。

約十三年位前の四月頃のことになります。私の担当の医師は、女性のI先生でした。ふと診察入り口の標札を見ると、私の入り口の左二つ目の標札は「○○○○」と、見覚えのある名前が書かれています。先に述べましたように、産代教師六番目の勤務校Y小学校で最初の四年生、四年三組三十八人を四年最後の三学期のみ、正確に言えば、昭和五十九年一月三日から昭和五十九年三月二十五日までの僅か三か月間弱という極めて短い期間のみの受け持ちでした。その中にO君がいました。

O君は中学・高校・大学と順調に成長していき、十三年位前、所用でお家に電話した時、私が受け持った当時の学級委員として、いろいろクラスのお世話をしていただいたお母さんが出られ、「〇〇〇は、広島大学で医師をしていた父親の後を受け継いでいます」と言われた事を、ふと思い出し、これは、当時の教え子のO君に間違いないと思いました。しかし、こういう原爆検診の時は、各先生とも多忙を極めていらっしゃいます。「ぜひ、会ってみたい」という気持ちと、「迷惑をかけては、いけない」という気持ちが交錯して、しばし迷っていましたが、この機会を逸すると一生、会えないかと思い、患者と患者の合間を狙って、診察室に飛び込みます。私の目の前には突然二十七年前のO君がいます。四年生ですから十歳です。その時の面影が、今なお、そのまま残っています。とても、おとなしく、よく勉強もできるお子さんでした。珍客の思わぬ飛び込みで、カルテを片手に、しばし、戸惑っていたO君、確か私が「もう忘れたかね。四年生の三学期の受け持ち――」私の姓を言う寸前に、二十七年前のことが、思い出されたのでしょう。「角本先生ですね。とても厳しかった先生のことは、到底、忘れることはできません」と、二、三分間、目を合わせての、しばしの会話でした。白い帽子を被った、若きお医者さんのスタイルです。お母さんのおっしゃっていた通り、広島大学の医学部を卒業して、目下、呼吸器科の専門の医師として活躍中。すでに結婚もし、子供もいるとのことでした。

とても頼もしく見えたひとときでした。二十七年間の歳月でO君は、こんなにも立派に成長していたのです。「当センターの二階にいますから」と聞いて、診察室をあとにします。三十年近く過ぎた今日、こんなことに出くわすなど思いもしません。今年、同じく精密検査の時に聞いたことですが、O君は、すでに当、健康センターを離れ再度、広島大学付属病院の方に転勤になったとのこと、昼間は診察に従事し、夜は、大学院生として勉強にも励んでいるとのことです。素晴らしい呼吸器科の専門医になることを心から期待しています。

5、教師冥利に尽きる事例その⑤・システムエンジニアになったK君

O君とK君は同じクラスで、共に産代教師として六番目の勤務校であるY小学校にいました。O君もK君も、この四年三組三十八人の中の一人です。K君には二つか三つ年下に妹さんがいて、学校を退職後、私が小学生対象の学習塾を経営していた為、

私の塾へ寄こしていただいた縁も重なって、その後も何度かお会いし、喫茶店で、母親と妹さんと一緒に雑談をしたことが何回かあります。

その関係からでしょう。十一、二年前から突然、年賀状を寄こし始めます。最初の年の年賀状には「突然、実家から連絡があり吃驚しました。私は、今、東京で流通系のシステムエンジニアになりました。自分の趣味が仕事に繋がり、楽しく仕事をやっています」と書いてありました。おとなしく、目立たない子供でした。学力も普通かそれよりか、やや上位くらいだったと思います。高校・大学は市内の広島○○付属中・高から同大学へと進みます。大学四年生の頃だったと思います。ある用件で電話をした時のことです。「普通並みの勉強をしているかい」という私の問いに対して「先生、冗談じゃないですよ。クラスで優待生になった」と自慢していました。

何時もの私の教育上の自慢ですが、私の教え子には、K君のように高校・大学と学年を上がるにつれ徐々に学力のアップしていく子が多くいます。私の教育方針は一貫して、子供たちに興味を持たせ、自分から進んで勉強するという、いわゆる子供の「自主性の尊重」と「主体性の確立」ということに、絶えず気を配っていました。教師として、これ程、大切なことはなく、だからこそＫ君のような子供が育つのだと自負しています。

この指導方針は間違いなく子供の未来に明るい展望を齎します。具体的には、宿題などは最低限の量を目指し、質の高いものを少しだけ課するようにします。そして、絶えず、授業は研究に研究を重ね、如何にしたら子供が興味を引くか、工夫に工夫を重ね、一分でも無駄のない授業展開を目指してきました。この姿勢は教師として、一刻も忘れてはいけないことだと思います。自主性に反する、いわゆる詰め込み教育は、とかく、受験勉強にはよくありがちなことです。

しかし、これは子供の未来を駄目にする場合が多いと思います。こんなエピソードがあります。私の経営していた塾から、広島市内の進学校Ｊ中学校へは毎年、何人かの合格者がありましたが、当校の或る受験時に、たまたま私が若い時、故郷の地で教師をしていた時の同僚のＩ先生に出会います。先生は公立中学校を定年後、Ｊ中学の社会科の講師をしておられました。Ｊ中学校は広島市内でも有数な進学校の一つですから「入学後はみんな、よく勉強するでしょう」と言う私の問いかけに、思いも寄らない返事をいただいたことを今でもよく覚えています。「角本先生、そうじゃありませんよ。やる気のある子と、全然やる気のない子とに二分される」と。私の塾「あすなろ」からの生徒は入学後よく勉強し、成績は殆んど上位に位置します。

一方、塾によっては、塾名を上げるために、詰め込みをしてでも合格者を一人でも二人でも多くしようとするのが、多くの塾の姿勢です。そういう塾の子供は合格と同時に、いわゆる「燃え尽き症候群」となって、合格した途端に勉強の意欲を失うことになります。目先のことしか考えないやり方は子供を駄目にします。将来の日本を担う生徒の勉強意欲を奪う、こんな教育をすることは、極めて残念なことです。これに反してK君は二十年余り経ってから、私の目指した教育に花を咲かせてくれます。以前寄こしてくれた年賀状には、「自分の趣味が仕事に繋がり、楽しく仕事をしている云々」と、人生において、個人的にも社会的にも趣味が仕事に繋がる、こんな素晴らしいことはありません。心から応援し、祝福したいと思います。

あっという間に、私も年を重ね、九十歳、当時九歳か十歳であった四年生の教え子たちが、O君もK君も四十歳を過ぎ、日本の中核を担う大事な年頃となっています。

我が国にとっても望ましいことであり、立派な人材が育つということは、とても大切なことです。K君からの年賀状には「一九九九年に結婚し、四歳の子もいます」と、子供の写真付きの年賀状を寄こしてくれ、別の年の年賀状には「未だY小学校での私の授業を思い出します」とびっくりする添え書きがありました。僅か三か月弱のみの授業でどんな印象が残っているのでしょうか。今度、会った時には、是非、聞いてみたいと思います。我が国の医療の一端を担う若き医師のO君も私のどんな授業の厳しさを胸に秘めているのでしょうか。我ながら当時を思い起こし、これも会ったら是非、聞いてみたいことの一つです。いろいろの感慨に耽りかけた一瞬でした。

6、教師冥利に尽きる事例その⑥・突然訪ねて来てくれたYさん

教師冥利に尽きる六番目に登場するのは、産代教師最後の勤務校となるI小学校一年のYさんたちのことです。十三年前の四月初めのことです。私の家の前に突然、軽自動車が止まります。六十歳過ぎの女の人、初老の人と言えば失礼になるでしょうか、Yさんのお母さんです。私が一年三組を受け持っていた時の保護者のお一人なのです。

もう一人の大人は、私のクラス、一年三組にいたＹさん、当時は確か、私の記憶では色白でやせ気味であったので、今、目の前に見るＹさん、到底、想像することが出来ない程、ふくよかに元気そうになっています。すでに結婚し、二児の母親なのです。

早速、当時のアルバムの写真を見ながら、一年生当時の思い出話に花が咲きます。第一声が両頬をつねられたという話です。当時、忘れ物など、とかくルーズになっていましたが、忘れ物に対し、私が、どのクラスでも、とても厳しく当たっていた証しだと思います。私は何時も忘れ物をしてきたら「あんた本人が一番困ることだ」と、「野球の選手が、バットやグローブを忘れるのと同じことだ」と、厳しく叱っていました。受け持ってしばらくの間、どのクラスでも何人かが、何かを忘れるものですから、受け持って四、五日は特に厳しく当たっていました。しかし、注意すると、一年生でもよく分かるのです。どのクラスでも一週間もすると、私のクラスでは、忘れ物をする者は、一人もいなくなります。従ってすぐ授業に入れます。無駄な時間がなくなります。クラスによっては、忘れ物などのことで「なんだ、かんだ」と、大切な多くの授業時間を失うことがよくあるのです。罰を与えた私の方はもうすっかり忘れていますが、何年ぶりかに会って、真っ先にYさんから、この話題が飛び出すところを見ると、叱られた方はとても印象的で怖かったのだと思います。

その時Yさんは三十三歳、二人の子の母親になっていますが、当時は六歳か七歳です。二十六、七年昔のことをよく覚えているのです。当時の保護者は初老の段階、子供の方は、立派な母親となっています。子供二人を連れて四人の来客、私の家の標札を見て「角本先生の家に間違いない」と思って、やって来てくれたわけです。今まで、家庭訪問をしていた私が三十年近く過ぎ、今度は、訪問される側へと逆転するのです。

二十三、四年位前までは受け持ち当時の母親からよく声をかけられたものです。五番目の勤務校であったK小学校、ここでも二回、四年生を持つわけですが、最初の四年生の受け持ちにいた、いわゆる悪《ワル》の一人のA君のお母さんに、よく、バイクに乗っていた私は、信号待ちの処で掴まり、後から決まったように同じくバイクに乗っていたA君のお母さんから何回か「先生、お元気ですか、悪かった家の息子も、今は、定時制高校で頑張っている」とか、こんな話を聞くと、とても嬉しくなります。悪かった子が、頑張っているニュースが耳に入ると受け持ちだった私には特別に嬉しくなるのです。産代教師の最後の勤務校、I小学校、例の泳げなかったI君のお母さんからも、二回位、広島市の中心部にあるS百貨店の地下街で声をかけられたことを、今でもよく覚えています。私の事が親子とも忘れられないのです。こんな事、教師という職業以外では到底、味わえない事だと思います。人生、お金だけでは決してありません。こんな幸せな人生、九十歳になった今も、転職などで、金銭的には恵まれませんが、心から「会計士を止めて産代教師の道を歩んでよかった」と心秘かに思い続けています。

（五）在任中の数々のエピソード（いつまでも心に残る出来事）

繰り返しになりますが、四年八か月という極めて短い期間でしたが七つの公立小学校を転々とし、三百四十四人という多くの子供との出会いがありました。私が現在九十歳を過ぎていますから、早や三十五年から三十九年前のこと、四半世紀を過ぎています。子供との数々の思い出が多く残っていますが、残念ながら字数の制約上、私にとって最も忘れ難い次の二つの事に就いてのみ記述させていただきたいと思います。

1、本格的な不登校児との出会い

五番目のＫ小学校へ赴任早々、一人の母親からの電話です。「Ｋです。今日は風邪で休みます。元々、登校拒否気味、云々」と、当時、登校拒否という言葉は未だ珍しい時で、授業後、早速、飛んで家庭訪問をします。小学校へ入学する前、保育園での事で、正確には登園拒否児だったということです。その時にいろいろなお話を聞きます。仕事の為、よく柱に一人くくりつけたりした為、社会性の欠如が登園拒否に結び付いたのではないかなどと、おっしゃっておられました。以後の不登校児への対応の勉強になりました。とても素質のよい生徒で中学校は地元の公立学校へ、高校は広島市内の私立へ、そして、そこの短大まで進み、今は社会人として立派に活躍しています。

続いて受け持った同じく四年生、正確には四年一組ですが、ここで、本格的な不登校児との出会いがあります。Ｖさんです。受け持った初日の日、職員室の私の机の上に、母親からの欠席届が置かれます。しかも、その欠席届には、お医者さんの証明書がついています。病名は「自律神経失調症」と書かれています。前の学年、すなわち、三年生の受け持ちのＩ先生から、Ｖさんは、不登校気味とは聞いていましたが、いざ、実際に自分が受け持って、しかも、早々のことで、びっくりします。どこの学校でも、そうでしたが、私には教室内で、一つの空席があることは耐え難いことでした。どこでも、すぐ対応したものです。

幸いＶさんの家は、学校のすぐそばでした。しかし、母親は仕事でいつも不在がちで、すぐにお会いすることはできません。大概、家にはお祖母さんがおいででした。Ｖさんが休んだ日には、すぐ家を訪ねていましたが、祖母といつも家の中にいるのが常でした。家に上がり込んで、いろいろ、話をし続けたものです。当のＶさんは知能的にも問題を抱え、しかも情緒も不安定な子供でした。受け持ち初日から、その対応に追われ続けるわけです。

しかし、不登校だからと言って、特別な処方箋があるわけでもありません。教育の世界にそんな即効薬みたいなものがあるわけがありません。「教育とは何か」一人ひとりの子供の個性を見つけ、その長所を最大限、引き伸ばすこと、それに加えて、小学校教育では、学校教育の基礎の基礎を教えることです。その学習だけでも大変です。子供たちの発達過程を十分考えて、長い時間をかけて、一歩、一歩、確実に基礎学力を身に付けるということです。そして、以後の学習の基礎学力の確立という極めて重い責任を小学校教育では求められています。しかも単なる詰め込みでなく、各教科に、少しでも興味を持たせ、自分から進んで学習をするという習慣を付けさせれば、大成功です。

しかし、何れにしろ、毎日、学校へ来るという前提条件が必要なことは、申すまでもありません。Ｖさんのように空席では、どうすることもできません。受け持ちとして、教師として、先ず登校させるという義務が、責任があると思います。何としても登校させることです。何時もの通りです。家と、とりわけ、母親とは密接な接触を持つ必要があります。何回か、母親と接することによって、いろいろと思わぬ情報が入手できますし、場合によっては、大きな解決の糸口を手に入れることがあります。そして、教師の熱心な取り組みは、必ず、好結果をもたらします。

教育とは、特筆すれば、人と人の接触ということです。熱心な取り組みの中で問題解決に最も大切な信頼関係が何時の間にか生じてきます。先にも述べた通り、Ｖさんの家は、学校のすぐそば、従って家庭訪問はたやすいことでした。時間を見つけては家に行って上がり込み、本人と何やかんやと話し込んでいました。接触していました。大概、お祖母さんもいらっしゃいました。そういう取り組みが功を奏し、やがて、一か月位で、Vさんも休まずに、毎日、登校するようになります。しかし、困ったことが起こります。当校は広島市の中心から、かなり奥に入っています。車で二十分間位の位置ですからI小学校ほどではありませんが、やはり車社会の今、段々、生徒数が増加してきます。だいたい、一クラスが三十名前後で各学年とも二クラスです。一クラスの人数は、今までの他の学校と違って、十人位少なくて、その点は有利でしたが、いずれにしろ、生徒数の増加に合わせて、新校舎が、旧校舎の上に建てられます。新校舎には四年・五年・六年生の高学年が、元の旧校舎には一年・二年・三年生、いわゆる低学年と職員室がありました。したがって、四年生の受け持ちだった私は毎日、休憩時間ごとに長い渡り廊下を通って職員室のある旧校舎と自分の教室のある新校舎を五分間位かけて往復していました。

Vさんの方はせっかく、毎日、登校はしてくれて助かったのですが、一刻も私のそばから離れません。私にぴったり、くっついたままなのです。とても情緒不安定なお子さんでした。初日早々、職員室に届けられた欠席届けに一緒に添付していた医者の証明書の病名は「自律神経失調症」というもの、いつも、ぴったり、くっつかれては、いくらタフな私も閉口します。気分の休まる時がないのです。子供にとっても異常なことです。子供は子供同士で遊ぶのが本来の姿というものでしょう。また、クラスのみんなが、仲良く、元気で過ごせるような、いわゆる民主的な仲良しで明るいクラス作りは、受け持ち教師として大切な教育活動の一つでもあるわけです。何とか、子供は子供同士で、Ｖさんも仲間に入って一緒に遊んで欲しい。私のそばから離れない、この異常な状態を脱却し、正常な子供の姿に戻すために、クラスのみんなに協力を依頼するわけです。

幸い、子供たちの積極的な協力を得て、Ｖさんも、みんなと同じように休憩時間になると一斉に外に出て、楽しく遊ぶようになります。休憩時間は、子供にとって、リラックスする大切な時間です。私も、授業中は厳しく、厳しく当たっていましたが、よほどのことがない限り、休憩時間は子供の遊ぶ権利を尊重して、十分リラックスできるよう最大限の配慮をしていました。また、楽しく休憩することは、次の授業をうまくやる為の必須の条件とも考えられます。十五、六年前の事になりますが、所用で当地を訪れた時、例の登園拒否児のKさんとVさんのお宅を訪ねることができました。Kさんのお家はご両親がご在宅でした。Vさんの家は相変わらずお祖母さんが、まだお元気でおられました。二人共、会社勤めで元気で仕事に励んでいる様子です。

特にVさんの場合、不登校で、あれほど私を困らせたお子さんでしたが、高校卒業資格も取れる近くの洋裁の専門学校を出て「元気で会社勤めをしています」、そして「仲良し仲間と旅行もよくしています」とお祖母さんから直接、話を聞くことができました。人間は小学校時代の一時期、いろいろなことがありながらも「立派に成長するものだなあ」とあらためて思ったことでした。本人たちに会えなかったのが、とても残念でした。しかし、思います。思えば三十六、七年前のことになります。四年生の新学期早々、私の職員室の机の上には、多分、地元医師の方の診断書だったと思います。「自律神経失調症」とか。今、こうして、四十歳過ぎまで立派に社会人として成長したVさん、おそらく薬やお医者さんにかかったなどの話は耳にしていません。成長過程の一時期を捉えて「自律神経失調症」などのレッテル一つで片づけていいものでしょうか。科学万能な社会に対して大きな警鐘を鳴らし続けたいと思います。ただし、私流の解釈ですが、「一人の子を何とかしたい」「何とかしたい」それを「愛」と呼び、「情熱」の教師と呼ぶならば、教育の素晴らしさ、「愛」の素晴らしさを思わずにはいられません。

更に、思います。十六、七年前に読んだ本のことです。我が国の精神分析の巨匠であった土居健郎先生のお書きになった『続・「甘え」の構造』の本、先の第一編の七、「仕方がないという生き方」のところでも取り上げた本のことです。多少重複する点はお許しをいただきたい。先生は「甘え」に就いて多くの本をお書きになっておられます。その最後の総括としてお書きになったのが、この『続・「甘え」の構造』の本なのです。私がこの本を読むきっかけになったのは、岸見勇美著『森田正馬癒しの人生』のエピローグで元、東京慈恵会医科大学の教授であった牛島定信先生が、この土居先生の「甘えの構造」について、これは「森田療法と精神分析」をかけ合わせて完成された概念であり「二十一世紀の精神医学に新風を吹き込むものと確信している」と言われ、高く評価なさっておられたからです。

森田療法については、既に第一編で詳しく記述しています。同書の中で土居先生は「甘え」に就いて次のようにお書きになっておられます。普通、人間は幼児期、母親へのきれいな「甘え」によって、親子の相互の信頼関係が生まれ、すくすくと育ち、やがて大人としての自立の道に進むことができると。そして、更に言われます。たとえ、不幸にして、幼児期、母親への真の「甘え」を享受できなくても、大きく社会人となってからでも、しかも、母親ではなく、他人である友人や伴侶、教え子たちの、母親と同じような深い「愛情」を受けることによって、人格が大きく変化してくると、志賀直哉の『暗夜行路』の主人公時任謙作の場合や、実在の人物としては近代日本文学研究者として、内外で名声の高かった鶴田欣也氏の例を挙げてお書きになっておられます。本格的不登校児、Vさんの場合、約一か月間「何とかしたい」「何とかしたい」という懸命な対応によって、ようやく普通の子供と同じく毎日、元気で登校するようになったのは、言いにくい言葉ですが、私の「愛」が大きく左右したとも考えられます。

2、いじめのクラス

続いて六番目の勤務校Ｙ小学校での次の四年生、Ｍ校長先生の強い要請によって引き受けた四年五組の四十二人です。正確には、昭和五十九年四月一日から昭和五十九年十二月二十四日まで、従って四年生の一学期と二学期の係わりです。産代教師、四年八か月、どの学校でも、どのクラスでも、忘れ難い多くのドラマがあります。しかし、その中でも、やはり、このＭ校長先生からの強い要請を受けて受け持ったＹ小学校四年五組、このいじめのクラスが、一番、強烈に頭にこびりついて離れません。どうしても、この件は、一番詳しく述べてみたいと思います。

　いじめの親分を当時、番長と呼んでいました。普通、出来事は何時までも忘れませんが、一人ひとりの顔は年数が経つほど、段々、記憶から薄れていくものですが、番長であったこのＬ君の顔はますます鮮明になるばかりで、なかなか忘れそうにありません。今でも、目の前にいるようです。さらに、もう一人忘れられないのがＴさん、ＴさんはＬ君とは対照的な位置にいた子供です。すなわち、一番、強くいじめの対象になっていました。学年早々、当のＴさんは、表情は悲愴感すら漂わすような顔つきで、いつ、学校を休み始めても不思議ではないような状態に置かれていました。当校を去って、何日か後のことです。何かの書類を取りに学校へ立ち寄った時、Ｔさん他、二、三人の元いじめのクラスの子供たちに取り囲まれ、理科室前の段々のところに腰をかけ、しばし雑談をします。

新しい学校で、しかも、長い教師生活で初めて持った小学一年生の担任などもあって多忙なので「さあ、帰ろう」として、バイクに乗り、裏入り口の東門に向って、かなりのスピードで一直線にバイクを飛ばします。何か後ろから追っかけられているような気配がします。ふと、後ろを振り向くと、Ｔさんなのです。髪をなびかせ、懸命に私の後を追っています。その顔は壮絶とも言える悲愴感そのものです。必死になって私を追っかけているのです。一瞬「どきっ」とします。その時の様子は何と表現していいか、適切な言葉が見当たりません。その場面はおそらく永久に私の頭から離れないと思います。決してオーバーな表現ではありません。今でも、その場面がありありと思い出され、追っかけられているような気がしてなりません。死んでも忘れられない場面です。

次の文面は昭和五十九年十二月二十四日のお別れ時に貰った手紙で、以下、原文のまま記載します。どちらかというと、理数系より文科系のほうが強いTさんでした。今でも読むと胸を強く打たれます。中学校は、広島市内で最難関の中学校へ進学したようですが、その後の消息は分かっていません。一度、会ってみたいものです。

〈いじめの一番の対象となっていたTさんからの手紙〉

「角本先生へ・角本先生が担任を変わられることなど夢にも思っていませんでした。なのに先生が急に泣き出した時「もしかして――」と思いました。本当に、その「もしかして」でした。その後、心はわんわん泣いていました。でも私は泣けませんでした。声さえもでませんでした。先生、担任を辞めちゃあいやよ。いや、絶対に辞めないでください。でも、そういう言葉は先生の心に心残りを入れてしまうことになるかもしれません。でも、この言葉は、私の本当の心なのです。もう、どうしようもないことだけど、私は「辞めないで、辞めちゃあいや」と叫びたくなります。私は、やっとのことで、この気持ちを抑えているのです。だから震えています。我が儘かもしれないけど、本当に、この四年五組にいてください。私は、角本先生が○○小学校で一番、好きでした。今も好きです。先生がいなかったら、私は勉強したくなくなると思います。さようならー。大好きな角本先生へ」

私の血液型のA型が関係するかどうか分かりませんが、もともと、完璧主義の強い私です。産代教師の時代、どこの学校でも、そうですが、完璧主義で、いつも全力投球の毎日です。とりわけ、M校長先生の強い要望によるこのクラスは、一学期早々から、全力投球で飛ばします。激しいスタートダッシュです。私が常に心がけていたことは「いつも、いい授業をすること」でした。「分かりやすい授業をすること」でした。「今日こそは」「今日こそは」と、最高の授業を求め続けてまいりました。しかし、子供を教えた、教師をした経験のある人は、すべてよくお分かりのことと思います。教えることは、そうそううまくいくものではありません。しかし、教師として、うまくいかなければいかないで、反省し、いろいろ工夫していく。その過程こそ、大事なことだと思います。そして、燃えるような情熱で、最善を尽くすということです。本当はあまり使いたくない情熱という言葉ですが、今、こうして、振り返って、その時の出来事を文章として表すためには、これしか、適切な言葉が見つかりません。

さて、初日、早々意気込んで、四年五組、いわゆる、いじめのクラスの教壇に立つも、このクラスのどこにいじめがあるのか、さっぱり分かりません。今になって、よく分かるのですが、ぼーっと、ただ教壇に立っているだけでは、決していじめという現象は見つかりません。

多くの学校で発生する自殺事件、その後、決まって言われる言葉です。「そんな徴候は、全然ありませんでした。気づきませんでした」と。とても無責任な言葉としか思われません。とても白々しく聞こえます。いじめがなければ、自殺という悲惨な事件が起こるわけがありません。しかし、一方、いじめのクラスって、そんなに単純なものでもありません。人間って、大人でも、子供でも、ある面では、とてもずる賢いのです。教師の信頼から遠ざかるほど、離れるほど、子供たちは陰湿な、いじめ社会で生き残るため、子供は子供なりに、見事に、かつ巧妙な自己防衛に走ります。この複雑な現象はなかなかみつからないのです。その結果、最悪の結末である子供の相次ぐ自殺、そういう大変ショックな事件、最悪の事態を招いて、初めて発覚するのです。

しかし、それではあとの祭りです。遅すぎます。それが、今の私たちの国、私たちの学校で頻繁に起きている悲劇なのです。しかし、ですよ。教師の熱意というか、情熱というものは恐ろしいものです。毎日、「今日こそは」「今日こそは」との熱意の連続で、いつの間にか、クラスが変わっていくのです。子供たちが変わり始めるのです。いじめている子も変わり始めます。いじめている子が変われば当然、いじめられている子の表情も変わってきます。クラスが好転してきます。

しかし、頑張っている当の本人、全力で走って対応している私には、忙しすぎて、なかなか分からない、気付くのが遅れます。しかし、その変化は他人が見事に見つけてくれるのです。私以外で、私のクラスに一番関心を持っている人々です。私のクラスの場合、最もいじめの対象になっていたのがＴさんです。それは、以前から分かっていました。顔の表情から、すぐ読み取れていたからです。受け持って一か月余り経ったある日の校長室での出来事です。Ｔさんは多分、掃除当番で校長室に来ていたものと思われます。私も、たまたま、そこに居合わせます。その時、校長先生が「Ｔさん、表情が明るくなったなあ」と、感嘆とも言える呟きをしました。当の本人の方は、恥ずかしさを秘めての笑顔で応えていました。

とても、印象的な出来事でしたが、その時の私の方は「そうかな」くらいの軽い受け止め方でしかありませんでした。とにかく、多忙な毎日の連続です。もう一つ、私のクラスに一番関心を持っていたのは、申すまでもありません。私のクラスの親たちなのです。何かの全校集会があった時です。運動場に全生徒が集合していた時のことです。一人の母親が、これも、感嘆とも思える声をあげるのです。「四年五組、いいクラスになったなあ」と、先の校長先生の言葉に引き継いで、受け持ちのクラスの母親からも称賛の言葉が私の耳に入ってきます。やはりクラスは確実に変わってきていたのです。

いろいろな事がありました。産代教師で七つの小学校を転々としながらも、本当に、決して、オーバーな表現ではありません。死力を尽くしての対応ということです。学級経営に、毎日の授業に全力投球をしていたということです。野球のピッチャーでいうならば、二アウト満塁という大ピンチに、M監督、M校長先生の強い指名を受けて登板した大ピッチャーのような存在でした。最高のストッパーということになります。切羽詰まって、瀬戸際での登板をM校長先生から依頼されるわけです。今、思うと、大変な光栄の至りだったのです。今も私の人生に大きな影響を与え続けています。一体、何が、このクラスを変えさせたのでしょうか、今、思うといろいろのことが考えられます。当時は、とてもそんな悠長なことなど、考える暇など全くありません。当時、いじめの親分、番長がL君なのです。大変なスポーツマンでもあり、また、勉強も、とても、よくできる子供です。今では、おそらく、社会人として、どこかの立派な指導的立場の人、社長級クラスの仕事をしているとも考えられます。彼の家には、何度、足を運んだことでしょう。家庭訪問の繰り返しです。

その繰り返した家庭訪問の或る日のことですが、お母さんが言われます。「先生、クラスの親たちはみんな、家の子が悪い、悪いと言うけれど、家では、とても心の優しい子なんですよ」と。彼は魚釣りが趣味で、学校から帰ると、よく近くの川へ行って、はぜを釣ってきていたそうです。彼は長男で、二つ年上の姉と二年生の弟がいました。「釣ってきた魚のいいところは、みんな、姉や弟にやり、自分は食べにくい頭や骨の方を食べるのです」と。この話を聞いた時、私は、勇気百倍、意を強くしたものです。「悪い。悪い」と、他の親から非難され続けていた彼が、こんな心の優しさのある子供だと知り「ようし。これなら必ず、このクラスのいじめ問題は解決できる。直せる」と心に強く思ったことです。ますます、クラスの経営に熱が帯びてきます。また、或る日のことです。教室に入って、いざ、授業をしようとした矢先のことです。彼の姿がありません。番長のＬ君がいないのです。子供に聞くと「中庭の方で、上級生にいじめられている」と。飛んで行きます。そのとおり、四、五人の上級生に取り囲まれていじめに遭っています。

いじめの社会って、こんなものです。私のクラスの親分が、番長が、一旦、教室を出ると、一方では被害者なのです。いじめの対象にされるのです。全くの縦の社会なのです。今、思うと、当時、当校の一部の先生方の中に偏った勢力がありましたので、学校全体がそういう構造になっていたのかとも思われます。とにかく、すぐ取り返して、すぐ授業、何食わぬ顔をしての授業です。もともと、一番大切なのは、毎日の授業なのです。

しかし、ここにも、クラスを変えた大事な点があったのだと、今になって思います。Ｌ君だって、番長だって、やはり人間なのです。しかも、子供ってある面では、とても綺麗な純真な心の持ち主なのです。正直者なのです。人間、誰だって、悪い心もありますが、いい心も持ち合わせています。子供もしかりです。彼の心の中を計り知ることはできませんが、L君、「毎日、授業は厳しい先生だけど、心は、とても優しく、僕の味方なんだ」と、おそらく、そう思ったのではないでしょうか。こうして、素晴らしいもともとあった彼の良心が、見事に復活してきたのでしょう。頭のとてもいい彼です。「いじめることは悪いことだ」と、いつかの時点で深く反省したものと思われます。今まで何か知らないが、ちょっとしたボタンのかけ違いから、クラスの中でいじめの連鎖が起きてきて、にっちもさっちも、いかなくなったのではないでしょうか。悪の循環という現象です。鎖がもつれてどうにもならなくなった。親が悩み、校長も巻き込まれ、悩み続けた。何がなんだか分からないまま、みんなが暗闇の中に突入したのです。どこから手をつけていいやら、分からなくなったというのが、今の我が国教育のいじめの実態ではないでしょうか。

この複雑で深刻ないじめ問題の解決にはこれしかありません。それは、一人ひとりの教師の「情熱」なのです。あらん限りの燃えるような「情熱」なのです。「何としても、このクラスをよくしたい。受け持った自分のクラスをよくしたい」とする一人の教師によって、見事に立派なクラスに蘇るのです。このいじめのクラス、やはり、一番多くのエネルギーを費やした関係か、今なお、心に一番強烈な印象が残り続ける一つのクラスなのです。先にも書きましたように、このいじめのクラスは学期早々から厳しいスタートダッシュでした。授業には一切、妥協はありません。ダラダラの授業には厳しい制裁を加えての授業の展開でした。音楽のできなかった私は、音楽の授業は隣の組のＮ先生にお願いしていました。そのＮ先生が、時々、言っておられました。「先生のクラスへ行くと、全員が「ピリッ」としていると。常に私が求めていた授業態度です。残念ながら、他のクラス、今もそうかと思いますが、私から見ると、締まりのない「ダラダラ」。ある人は、これを子供の自由だなどという表現を使っていますが、どうでしょうか、言葉は便利なものです。

　こうした厳しい授業展開の中で、子供は短期間でも大きく変わってきます。もう一人のＳさんのお別れ直後の手紙には「最初は先生を鬼だと思いました」と。「しかし、今、別れるのは、とてもさみしい」と、最大限、悲しんでいる様子が私にはひしひしと伝わってきます。仲良しグループのNさん、Sさん、もう一人のSさんの三人は女子トイレの中で「わんわん」泣いていました、と。泣いて私との別れを惜しんでくれました。I君のお母さんのお葉書には、「一人息子は泣きじゃくっていた」と。また、一緒に家に遊びに来ていた三、四人の友達は「残念じゃのう」「残念じゃのう」を連発していたと。私はというと、なんと、次の学校の辞令を手にしていて、一人、次の勤務校であるI小学校の初めての一年生の対応に明け暮れていました。その頃、前任校のいじめのクラスの多くの子供たちは、みんな「わんわん」泣いていたようです。泣かないまでも、深い悲しみに明け暮れていたようです。その余韻は、今なお、九十歳の私には、心の中に残り続けています。

度々、書きますが、このいじめのクラスの受け持ちは僅か二学期間ですが、寝ている間以外、何時もクラスの子供の事ばかり考えていましたので、多忙の連続でした。昭和五十九年十二月二十四日の二学期の終業式をもってこのクラスともお別れです。この事をいつ言い出そうか、いつ言い出そうか、なかなか、言い出せませんでした。二学期の終業式のお別れの当日の午前、お別れ直前になって、やっと、このクラスの子供たちに「先生は辞めます。皆さんとお別れです。次は近くのＩ小学校で一年生を担任します」と急遽、爆弾宣言をするわけです。私自身、おそらく、恐ろしさに震えながら涙を流し続けていたものと思います。突然の私の言葉にクラス四十二人全員に、申しわけないことですが、大変な衝撃を与えてしまうわけです。びっくり仰天、青天の霹靂というべきか、クラス四十二人の子供たちは、それぞれ走りに走りまくったようです。

　なんと大変な凄いドラマが展開します。いつの間に用意したか分かりませんが、昼からは子供たちから大変な心のこもったプレゼントを受け取るのです。慌てまくるいじめのクラスの子供たちを尻目に私はＹ校を去っていきます。そして次の赴任校のＩ小学校では可愛い一年生を受け持ち、また、新たなスタートをきるわけです。

エピローグ

何度も繰り返しますが、現在、私は九十歳を過ぎていますが、薬一つ飲まず元気で活躍しています。本文でも書いている通り我が国、独自の精神療法である森田療法の影響が極めて大きいと思います。あっという間の九十年間、長いようでもあり短くも感じます。私の人生を振り返ってみて、やはり第一には強迫観念の一つである赤面恐怖にとりつかれ、若い時、長く苦しみました。

幸いにも森田正馬先生との出会いを除いて私の人生を語ることはできません。具体的には記載の通り、四回もの森田施設への入院、一、二回が京都の三聖病院、三、四回が東京の練馬区にあった啓心会診療所に、長くはかかりましたが、森田療法の重要なキーワードである「生の欲望」に徐々に目覚め、五十一歳で再度の教師生活、詳しくは産代教師という臨時の教師ですが、ここでは完全に「生の欲望」に乗り切り、少し大袈裟に聞こえるかも知れませんが「大我の世界」に浸り、振り返ってみて、極めて有意義な社会生活を送ることができました。再掲ですが三百四十四人の子供との出会い、今の私の人生観の確立の基礎を教えられました。「教師をしてよかった」と教え子、三百四十四人に心から感謝の言葉を述べたいと思います。

しかし、これも私が森田正馬先生から教わった人間の生き方が、その根底にあります。文中にも記載の通り森田正馬先生のことは一日も忘れることはできません。これからの私の人生は世の中に多くいる精神的に苦しんでいる人に対して少しでもお役に立つことだと思っています。優れた森田療法を少しでも多くの人に広めて社会貢献に寄与したいと念じています。

令和二年十月

参考文献

田代信維『新版 森田療法入門』創元社
北西憲二・中村敬編著『森田療法』ミネルヴァ書房
岸見勇美『森田正馬 癒しの人生』春萌社
岩田真理『森田正馬が語る森田療法』白揚社
明念倫子『強迫神経症の世界を生きて』白揚社
渡辺利夫『人間ドックが「病気」を生む』光文社
土居健郎『続「甘え」の構造』弘文堂
森田正馬『神経質の本態と療法』白揚社

著者紹介

角本壽昭 （かどもと　すみあき）

1929（昭和4）年、広島県生まれ。慶應義塾大学経済学部卒業。

故郷の小・中学校で17年間教職に就く。1966（昭和41）年より会計士業務に転職するも、1980（昭和55）年に再度教壇に復帰、産休代替教師を4年8ヵ月務める。定年後、私塾「あすなろ」を開塾し、2002（平成14）年に閉塾。

森田正馬創始の森田療法によって若い時から悩み続けた心の問題を解決。今なお多くの不登校児童、心に悩みを持つ子供たちの立ち直りに微力を尽くしたいと思っている。

著書に『私の歩んだ教育—登校拒否児等百パーセント治せる』（1994年、近代文芸社）、『一人の子の成長を求めて—いじめ・不登校問題解決への道』（1997年、近代文芸社）、『教師という素晴らしい職業』（2008年、文芸社）がある。

幻冬舎ルネッサンス新書 209

“あるがまま”で生《い》きていく
人生《じんせい》が変《か》わる森田《もりた》療法《りょうほう》

2020年11月27日　第1刷発行

著　者　角本壽昭
発行人　久保田貴幸

発行元　株式会社 幻冬舎メディアコンサルティング
〒151-0051　東京都渋谷区千駄ヶ谷4-9-7
電話　03-5411-6440（編集）

発売元　株式会社 幻冬舎
〒151-0051　東京都渋谷区千駄ヶ谷4-9-7
電話　03-5411-6222（営業）

ブックデザイン　田島照久

印刷・製本　中央精版印刷株式会社

検印廃止
©SUMIAKI KADOMOTO, GENTOSHA MEDIA CONSULTING 2020
Printed in Japan
ISBN978-4-344-93061-2 C0247
幻冬舎メディアコンサルティングHP
http://www.gentosha-mc.com/

※落丁本、乱丁本は購入書店を明記のうえ、小社宛にお送りください。
送料小社負担にてお取替えいたします。
※本書の一部あるいは全部を、著作者の承諾を得ずに無断で複写・
複製することは禁じられています。
定価はカバーに表示してあります。